減塩より減糖

人生を変える!

血圧の新常識

arima kayo
有馬佳代

自由国民社

はじめに

高血圧は治せる！

ジュリア（仮名33歳）が私を訪れたのは今から3年前の2月のことでした。

身長１６７cm、体重64kgの彼女は、ほぼ毎日1時間の運動を欠かさないというだけあり筋肉質で、見た目では病気とは無縁な快活な女性でした。

けれども最近の検査で、多発性嚢胞腎（ＰＫＤ）という遺伝性腎臓病を発症していると診断されていたのです。

ＰＫＤは、初期は無症状ですが、次第に老廃物の排泄が困難になり、**高血圧**を発症、ついには透析が必要となる難病です。根本的治療法がないこの病気では、「高血圧にならないこと」が進行を抑える要です。

ですから主治医の勧めは**降圧剤の服用と厳格な減塩**でした。
薬を飲みたくないジュリアは、別の対策を求めて私の所へやってきたのです。というのは、私は普通の栄養士さんとは違い、「科学をベースに人間主体の栄養指導」をするからです。

日本生まれで日本育ちの私は、大学卒業後、管理栄養士を取得しますが、もっと深く栄養学を学びたいという思いから、30代でアリゾナ大学大学院に進み、栄養学・遺伝学の博士号を取得しました。

今から25年前のことです。

学位取得後、カリフォルニア大学で栄養素の遺伝子発現への影響や、腸内や環境に存在する微生物の遺伝子を研究する中で、研究者の中では当たり前の知識が、一般の方々だけではなく、栄養指導にも反映されていないことに違和感をもっていました。

カロリー計算や食品主体の考え方では、成人病や認知症は防げないのです。

大学を辞して始めた仕事は、**栄養学、遺伝学、生理学、生化学などの根拠のある科**

学情報を駆使した栄養指導と料理指導、レクチャーです。

太陽の光あふれるカリフォルニア州サンディエゴ市を拠点に活動していますが、日本でも、「栄養環境コーディネーター認定講座」を2年前に開始、全国の講師の皆さんに、毎日の生活で役立つ栄養環境という考え方を広めていただいています。

目指すのは、人間の能力を最大限に高める食事や生活習慣での、予防・改善、症状進行の遅延です。


さて、冒頭に紹介したジュリアです。

幸いにも血圧は高め正常値、活動的な生活習慣を持っていた反面、大のスイーツ好きという問題を抱えていました。

アメリカ人にはありがちなことですが、限られたものしか食べられないことから、朝は甘いシリアル、お昼はスナック菓子やクッキーなどの甘いお菓子で済ますことが多かったのです。

そこで私の出した方針は、「砂糖を減らすこと」を中心に、水と塩分の摂り方を工夫することでした。

夫婦共働きのジュリアの家庭では、料理が得意な夫のマイクが主に食事を作っていました。

元アメフト選手で健康に関わる仕事をしていた彼は、文字通りの彼女の大きな助っ人です。

私の提案を理解した彼は、家からジャンクフードを排除し、週末には二人の1週間分のお弁当と夕食をまとめて作ってジュリアを支えました。

ジュリアはお弁当と水筒を持って出勤し、お菓子を制限しました。

1ヶ月後、医師の診断は彼女が望んだ通り、「降圧剤を使わずに経過観察」でした。

減糖だけというわけではないですが、減糖中心の食事方針で血圧が下がり、尿検査結果が改善したのです。

彼女の血圧は、3年経った今でも正常範囲を保っています。

減塩は効果的か？

厚生労働省によると、平成29年の死因の第1位は悪性腫瘍、2位は心疾患、そして3位は脳血管疾患でした。

食塩は、脳心血管病の最大のリスクファクターである高血圧の原因としてずっと悪者扱いされてきましたが、**砂糖、とりわけ砂糖の半分の構成要素である果糖は、この3つの疾病全ての発症および進行に大きく関わっていることが、最近の研究で明らかになっているのです。**

減塩は、高血圧対策として日本を含め、多くの国が取り組んできましたが、残念ながら今のところそれほどの効果を上げていません。

例えば、減塩の効果を検証するメタ分析によると、高血圧者を対象にした58の臨床試験の減塩効果の平均は、上の血圧が3・9降下と下の血圧が1・9降下、正常血圧者を対象とした56の臨床試験の平均では、上の血圧が1・2降下と下の血圧が0・26

降下、とごくわずかなものでした。

つまり、高血圧の原因は、塩の量ではなかったのです。

減塩よりも減糖

塩分の多い加工食品には必ずと言って良いほど糖分が含まれています。

味噌、醬油、漬物といった日本の伝統的発酵食品でさえ、減塩目的のために旨み成分や糖類が使われる傾向があります。

最近人気の時短料理を支える調味料、レトルト・インスタント食品にも、甘みだけではなく、しっとり感を出すためなど、様々な目的のために糖分が添加されています。

加工品やソフトドリンクからの砂糖と果糖の摂取量は、高血圧が増えるとともに増加していることから、多くの研究者の注目を引くところとなりました。

その結果、高血圧発症の原因が食塩の摂取量だけではなく、塩分とともに摂取する糖分の増大で起こることがわかったのです。

非常に極端な言い方をすると、塩分摂取量をそれほど減らさなくても、糖分と、糖分と塩分を多く含む加工品を減らすことで、高血圧を含む多くのメタボリックシンドロームは予防できるのです。

ただし、日本では、まだ高血圧対策として、「減糖」を勧めている書籍がほとんど出ておりません。ですので、本書では減糖がいかに高血圧を予防したり、治療したりするために有効なのか、解説していきます。

1章では、エビデンスを示して減糖がなぜいいのか解説します。

2章では、高血圧に効く減糖の法則をお伝えし、明日から生活に取り入れて高血圧に効くメソッドをお伝えいたします。

3章では、高血圧に効く食材をご紹介いたします。食べ方などにも触れ、効率よく高血圧を防ぐことが出来る方法をご紹介いたしますので、ぜひご覧ください。

目次

第1章

エビデンスでみる減塩よりも減糖

高血圧は万病のもと！

血圧とは、血管壁に与える血液の圧力です。

心臓から拍出される血液量（心拍出量）と末梢血管での血液の流れにくさ（末梢血管抵抗）によってほとんど決まりますが、大動脈の弾力性や血液の粘性、血液の循環量なども関与しています。

心臓がドキッとする「ド」の時は、血液を押し出すため心臓は収縮し、大動脈の血管壁には圧力がかかっています。これを収縮期血圧と言い、血圧測定の時には上の血圧として示されます。ドキッの「キ」の時は、心臓へ血液が戻ってくるため心臓は拡張し、血管壁にかかる圧力は低下します。これを拡張期血圧と言い、血圧測定の時には下の血圧として示されます。

今では当たり前となった病院での血圧測定ですが、血圧計が１８７０年に発明され

高血圧の判断基準（成人/mmHg）

ピンク部分が一般的にいう高血圧

分類	診察室で測る血圧			家庭で測る血圧		
	収縮期血圧（上の血圧）		拡張期血圧（下の血圧）	収縮期血圧（上の血圧）		拡張期血圧（下の血圧）
正常血圧	120未満	かつ	80未満	115未満	かつ	75未満
正常高値血圧	120〜129	かつ	80未満	115〜124	かつ	75未満
高値血圧	130〜139	かつ／または	80〜89	125〜134	かつ／または	75〜84
Ⅰ度高血圧	140〜159	かつ／または	90〜99	135〜144	かつ／または	85〜89
Ⅱ度高血圧	160〜179	かつ／または	100〜109	145〜159	かつ／または	90〜99
Ⅲ度高血圧	180以上	かつ／または	110以上	160以上	かつ／または	100以上
（孤立性）収縮期高血圧	140以上	かつ	90未満	135以上	かつ	85未満

日本高血圧学会「高血圧治療ガイドライン2019」より

てから１９００年初頭まで、それほど使われていませんでした。

しかし１９１２年に、イギリスの保険会社が「**血圧が高いと死亡率が上がる**」と発表したことを受けて、診療時に血圧を測定するという考えが普及しました。

その後まもなく、収縮期血圧１４０㎜Hg以上、拡張期血圧90㎜Hg（以後、収縮期血圧／拡張期血圧と表記）以上だと死亡率だけではなく、脳心血管病や慢性腎臓病のリスクが高まることがわかり、欧米での高血圧基準値が１４０／90に定められました。

その当時、高血圧は今ほど多くなく、欧米では全人口の5～10%程度だったという記録があります。

ところが、今や高血圧は世界中で増加傾向にあり、2025年までには患者数が15億人以上になり、「世界で最もよくある非伝染性の病気」になると予想されています。**日本でも高血圧者数は約4300万人、全人口の3分の1にあたる数です。**

もはや日本の国民病と言われる高血圧ですが、自覚症状がないため、健康診断などで血圧が高めと指摘されても、「大したことではない」と放置する人が多いのも事実です。

さらに、高血圧治療ガイドライン2019（JSH2019）によると、自分が高血圧であるかを知らない人が1400万人もいるそうです。

このように見過ごされがちな高血圧ですが、別名はサイレントキラー（静かなる殺人者）。高い血圧を放置していると気が付かないうちに、脳心血管病や腎臓病が発症しているかもしれません。

以前の日本の高血圧基準値は、１８０／１００と、欧米に比べてずっと高く設定されていましたが、現在では１４０／90に変わっています。

なぜそうなったかというと、１４０／90以上だと、確実に心血管系死亡リスクが高まることが知られるようになったからです。

しかし、この基準を満たしているからといって十分とは言えません。循環器病のリスクが最も低い世界標準の正常血圧は、**収縮期血圧は１２０未満、拡張期血圧は80未満です。**

ちなみに、私の住むアメリカの高血圧の基準値は、日本より低い１３０／80に設定されています。

というのは、日本では高血圧として扱われない血圧、高値血圧（１３０〜１３９／80〜89）であっても、正常血圧の人に比べると、心血管系死亡リスクは１・５倍以上、以前の高血圧基準値、１８０／１００を超えるとそのリスクはほとんど垂直に上がっていくとからです。

ですから、「まだ若いから大丈夫」とか、「この程度の血圧はたいしたことない」とか言って放置していると、気がつかないうちに脳心血管病、腎臓病、糖尿病などの怖い慢性病の前段階、メタボリックシンドロームがどんどん進んでいくと言っても過言ではありません。

高血圧は例えていうと、メタボリックシンドロームという氷山の一角です。

氷山というと、海に浮かぶ巨大な氷の塊を思い浮かべるかもしれないですが、実際には海の表面に現れている部分は全体の大きさのごくわずか、海の中にはもっと大き

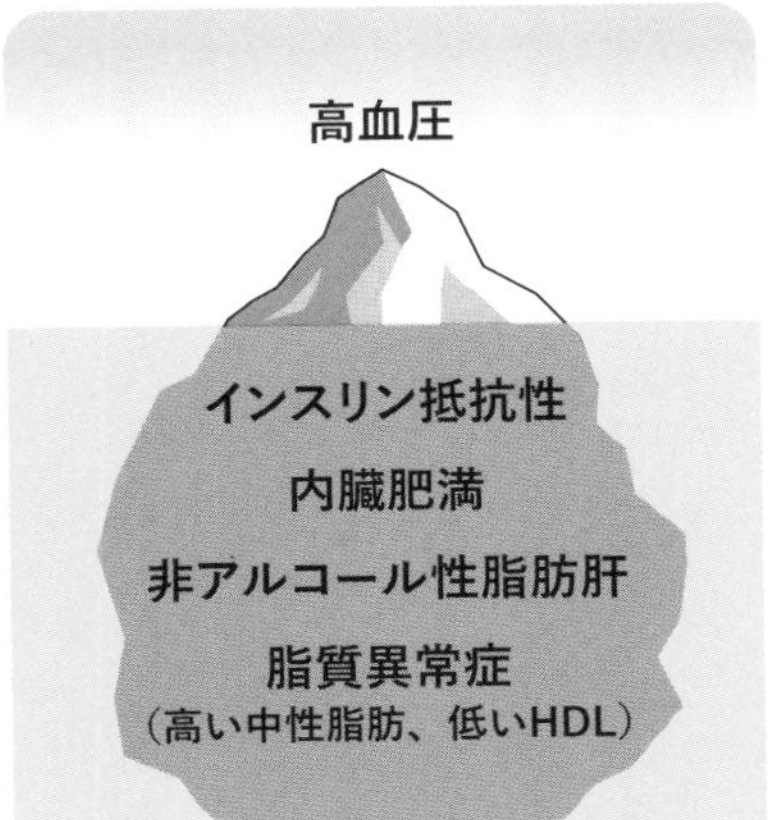

な氷の塊が隠れています。

つまり、高血圧は、もうすでに始まっているメタボリックシンドロームの中で「見える化」したごくわずかな症状に過ぎず、水面下には脂肪肝、脂質異常症、高血圧、高血糖、内臓肥満などの症状が隠れているかもしれません。

塩分ばかり気にしていてもダメ！

高血圧の約９割は原因がよくわからないとされる本態性高血圧で、残りの１割が別の疾患が原因で起こる二次性高血圧と考えられています。

塩分の摂りすぎで起こる食塩感受性高血圧も、原因がよくわからないとされる本態性高血圧の一つです。

本態性高血圧を起こす塩分以外の環境因子には、①胎児の時の母体が低栄養や高血圧、妊娠高血圧腎症だった、②未熟児で生まれた、③カリウム不足、砂糖の摂取過多、低カルシウムといった食生活の乱れ、④アルコールの多飲、⑤慢性ストレス、⑥運動不足、⑦加齢などがあります。

これらの環境因子が遺伝因子と複合的に関わり合って発症する本態性高血圧は、「多因子疾患」と言われます。

つまり、塩分ばかりを気にして、他の改善可能な環境因子をそのままにしていると、いつの間にか血圧が上がっていた！　なんてことになりかねません。

水を摂れば血圧は上がらない

なぜ塩ではなく砂糖を減らすことが高血圧予防になるのか？

不思議に思う方も多いと思います。

「血圧が上がるのは塩分取りすぎだから、塩の量が問題」という考え方が一般的です

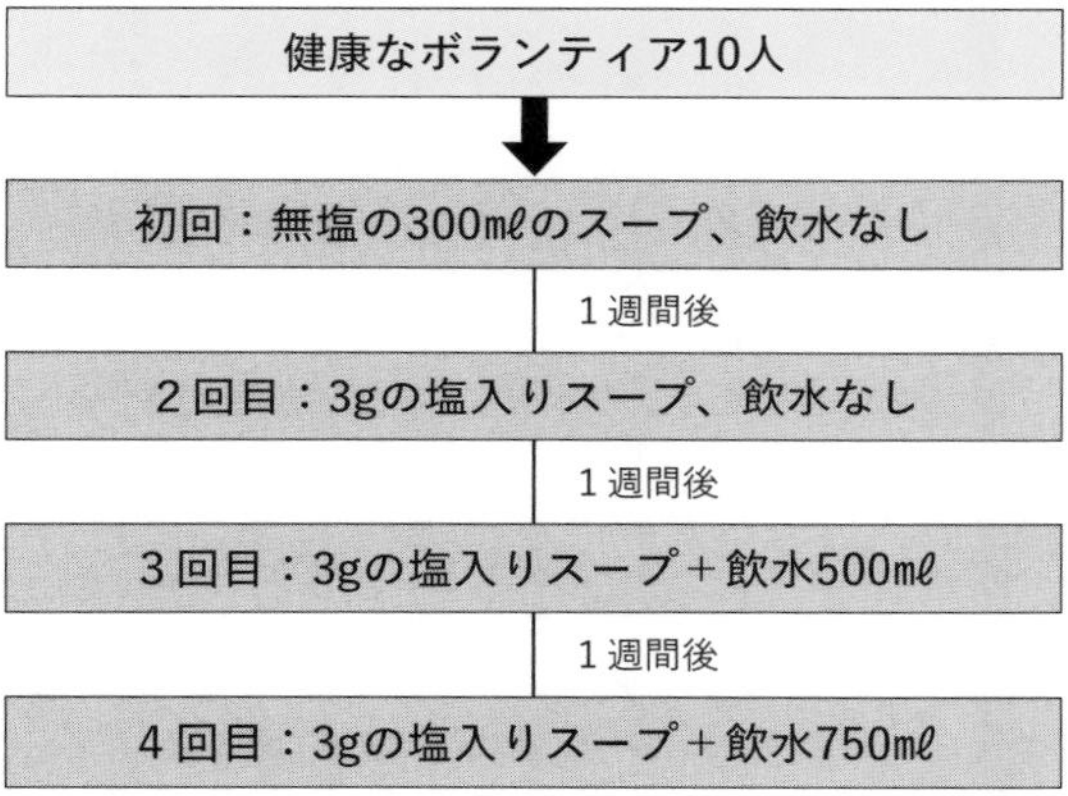
健康なボランティア10人
初回：無塩の300㎖のスープ、飲水なし
１週間後
２回目：3gの塩入りスープ、飲水なし
１週間後
３回目：3gの塩入りスープ＋飲水500㎖
１週間後
４回目：3gの塩入りスープ＋飲水750㎖

から当然です。

しかし最近の研究で、砂糖の過剰摂取で高血圧になることが判明した一方で、塩分は量ではなく摂り方が問題であることがわかってきました。まずは塩分を摂取しても、ある生体内変化が起こらなければ、血圧が上がらないことを証明した実験を紹介しましょう。

10名のボランティアに4回来てもらって、4回とも300㎖（1カップ半）のレンズ豆のスープを食べてもらいました。

初回は塩なしスープ、2回目は同じスープに3gの塩を入れたものを、3回目は2回目と同じ3gの塩入りスープとともに500㎖の水を飲んでもらい、4回目は同じ塩入りスープとともに750㎖の水を飲んでもらいました。

つまり1回目だけが塩なしスープ、2回目以降は同量の塩入りスープです。違いは、飲む水分の量だけでした。毎回食前と、食後1、2、3、4時間後に、収縮期血圧／拡張期血圧、血清ナトリウム値、浸透圧などを測定し、比較しました。

もし、塩分摂取量に比例して血圧が上がるなら1回目に比べて2回目以降の食後血圧が同様に上昇するはずです。

ところが結果は違いました。

水を飲まないで塩入りスープを食べた時だけ食後2時間の収縮期血圧（上の血圧）が平均10㎜Hg上昇、それとともに血清ナトリウム値と浸透圧も上昇したのです。

水を飲んでスープを食べた時の血圧上昇レベルは、塩なしスープと有意差はありませんでした。特に4回目、スープとともに水750㎖を飲んだ時は、塩分を摂取したにも関わらず塩分の影響が食後血圧、浸透圧、血清ナトリウム値に反映されなかったのです。

この実験からわかることは、食事の前後に水を十分飲んで血清ナトリウム値の上昇を防ぐと、塩分を摂取しても食後血圧が上がらないことです。

高血圧の原因はハンバーガー⁉

もちろん減塩は大事です。塩辛い味噌汁と漬物、塩ジャケを食べていたら、血清ナトリウム値を下げるに十分な水分は、普通の人が飲める量をはるかに超えてしまいます。

しかし、ほどほどの塩分を含む食事の際に、水を十分飲む習慣をつけて、血清ナトリウム（細胞外液に含まれるナトリウムのことで血液の浸透圧を調整）値を上げなければ、高血圧は予防可能です。

今の日本では、漬物や味噌はもちろん、冷凍食品まで減塩傾向なので、以前に比べて食塩摂取量も減っています。

厚生労働省による「国民健康・栄養調査報告」および「日本人の食事摂取基準」によると、平成元年における1歳以上の日本人の1日当たりの食塩の摂取量が12・2gだったのが、平成26年には9・7gと減少しています。

ところが、高血圧の人の数は増えるいっぽうです。最近は若い世代でも血圧が高くなる傾向にあります。

では何が原因で「日本人の国民病」と言われるほど高血圧の人が増えているのでしょうか？

もちろん寿命が延びて高齢者が増えたことも要因でしょうが、みんなが好きな「甘い味と塩っぱい味の組み合わせ」にも原因があるのかもしれません。

例えば、生姜焼き、肉じゃが、照り焼き、煮物などの定番メニューはどれも醤油と砂糖で甘辛い味に仕上げられます。

めんつゆ、ソース、ケチャップ、焼肉のたれ、サラダドレッシング、みりん風調味料などの調味料、インスタントラーメンや瓶詰食品などの加工品、冷凍シューマイやピザなどの冷凍食品にもほとんど塩と糖分の両方が入っています。

最近では、減塩のために味噌や漬物にもうま味調味料や糖分が配合されています(うま味調味料の話はこの後にもう少し詳しくお話しします)。

「甘い味と塩っぱい味の組み合わせ」というと、ハンバーガーやピザといったファストフードと炭酸飲料の組み合わせを思い浮かべる方が多いと思うのですが、外食に限らず、家庭で使う調味料、冷凍食品、インスタント食品には塩分だけではなく、いろいろな形の糖分が入っているため、気がつかないうちに糖分と塩分を一緒に摂取しがちなことをお分りいただけたのではないでしょうか？

このように砂糖と塩を日常的に摂取していると血清ナトリウム値が下がりにくくなり、高血圧が慢性化することが、最近の研究で明らかになりました。

食事に含まれる塩分は塩素とナトリウムイオンに分かれて、砂糖は果糖とブドウ糖に分かれて十二指腸から吸収されます。ここで言う砂糖には、白砂糖以外にも、和三盆、黒糖、三温糖、オリゴ糖、メープルシロップ、パームシュガー、糖蜜、はちみつ、アガベシロップ、さらに炭酸飲料などによく使われる果糖ブドウ糖（異性化糖）など、果糖とブドウ糖で構成される甘味料全てが含まれます。

塩分摂取量が増えると、血清ナトリウム値が高まり、それを下げるために水分が細胞から血管内に移動、血液量が増え、血清ナトリウム値が下がります。それが刺激となって一時的に血圧が上昇しますが、体が正常であれば、血圧は正常値に戻ります。

しかし、塩と同時に果糖を摂取した場合は話が違います。

果糖は、十二指腸と腎臓の尿細管の両方に作用して、塩素とナトリウムの吸収と再吸収を増加させて浸透圧を上昇させます。

さらに、果糖には、レニンやインスリンといったホルモン分泌を介して交感神経を興奮させる働きもあります。

交感神経が興奮すると血圧を上げるホルモン、アドレナリンやノルアドレナリンなどの分泌が促進されることから、血管収縮や心拍数増加が起こり、さらに血圧が上昇します。

塩分と糖分の多い食生活を続けていると、腎臓交感神経の興奮も沈静化できないことから、高血圧が慢性化するのです。

果糖（砂糖）が高血圧のイニシエーター

心疾患、脳卒中、内臓肥満、高血圧、糖尿病、脂質代謝異常などと並べて書くと、どうも別々の病気のように思われるかもしれないのですが、実は元凶は同じなのです。

それが高い果糖値です。

果糖といえば、自然界では甘みの強いフルーツに多く含まれていますが、私たちの最大の供給源は、砂糖と、炭酸飲料やみりん風調味料など調味料、加工品に含まれる果糖ブドウ糖という液糖です。

けれども、高い果糖値は、砂糖や加工品の摂り過ぎだけでなく、肝臓での果糖生産が加速することからも起こります。

「どういうこと？」って不思議に思われるかもしれませんが、人間を含む動物には、体内で果糖を作る能力があるからです。

私たちの先祖は、この能力のおかげで絶滅の危機を脱して霊長類の祖となり、人類、ゴリラ、オラウータンなどの子孫を残すことができたのです。その証拠に、今でも自然界では多くの野生動物がこの能力を活かして生存力を高めています。

しかし飽食の時代を生きる私たち人間にとっては、体内で果糖を作る能力は全くありがたくない力なのです。

というのは、**体内で果糖がたくさん作られると、それがイニシエーターとなって高血圧や内臓肥満などのメタボリックシンドロームが起こり、糖尿病、腎臓病、脳心血管病などの原因になるからです。**

血糖値が高いと、肝臓でのブドウ糖代謝が満杯になるため、余剰の血糖（ブドウ糖）が果糖に変換されることがわかっています。実は、塩分の高い食生活でも、血糖が果

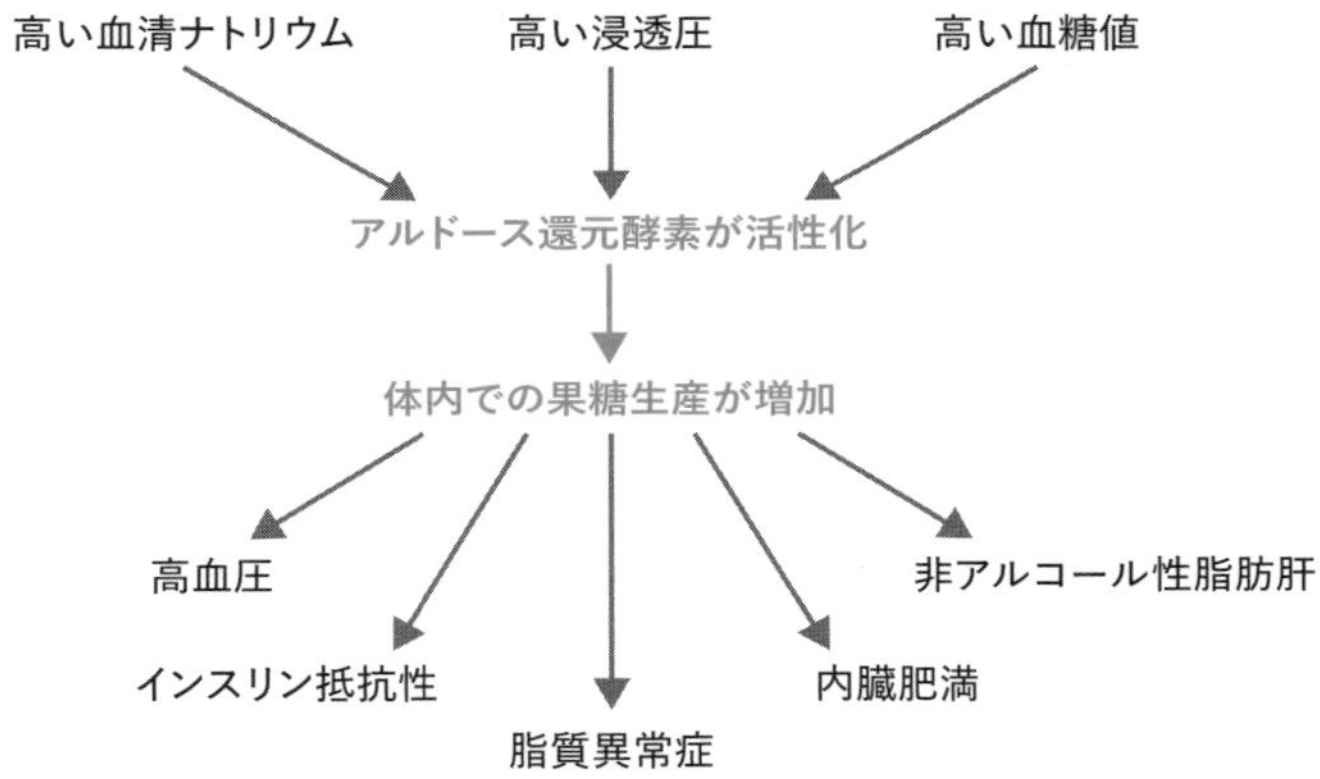

糖になることが動物実験であきらかになっています。

マウスに、毎日１％食塩水を30週間与えたところ、高血圧を発症。それと同時に、血清ナトリウム値と果糖値が上昇、さらに肝臓内でアルドース還元酵素という酵素が活性化しました。

アルドース還元酵素とは、ブドウ糖を果糖に変換する鍵となる酵素です。

つまりこの酵素が活性化すると血糖（ブドウ糖）が果糖に変換されるのです。

実験では、高血圧になったマウスは、インスリン抵抗性、脂質異常症、非アルコール性脂肪肝（ＮＡＦＬＤ）などのメタボリックシンドロームの症状も発症しました。

NAFLDとは、過食・運動不足・内臓肥満・糖尿病・脂質異常症などに合併して肝臓に脂肪が蓄積する病気で、中性脂肪やLDL（悪玉コレステロール）上昇の原因になります。

放っておくと肝硬変や肝臓癌のリスクも高まります。

次に、アルドース還元酵素の阻害剤を与えて果糖の生産を阻害したところ、高血圧だけではなく、すべてのメタボリックシンドロームの症状が改善されました。

このことから、体内で作られる果糖が血圧上昇を含むメタボリックシンドローム発症に関わっていることが証明されたのです。

ジュースをたくさん飲むと、血圧は上がる！

ここまでは、体内で作られる果糖で血圧が上がることをお話ししましたが、**果糖を飲むと血圧が上がることを証明した実験があります。**

健康なボランティア15名に３回来てもらって、①レモン水５００㎖、②ブドウ糖60ｇ入りのレモン水５００㎖、③果糖60ｇ入りのレモン水５００㎖、のいずれかを順不同に飲んでもらい、飲む前と後の心拍数や血圧を測定しました。**その結果、果糖入りのレモン水を飲んだ時だけ全員の心拍数と血圧が有意に上昇したのです。**

市販の飲み物の場合は砂糖またはフルーツジュースが配合されているので、この実験のように「ブドウ糖だけ」、「果糖だけ」ということはないのですが、５００㎖に60ｇの砂糖は現実的なものです。

例えば、果汁１００％のりんごジュースには60ｇ、コーラには57ｇ、「ゴクゴク飲める」と人気の乳酸菌飲料には55ｇの砂糖が入っています。

砂糖の半分は血糖値を上昇させるブドウ糖、残りの半分が血圧を上昇させる果糖ですから、甘い飲み物をしょっちゅう飲む人の血糖と血圧は、日常的に上昇していると考えます。

さらに、毎日、清涼飲料水やジュース、スポーツドリンクなどの砂糖の入った飲み物をコップ1杯（200㎖）以上飲む人は、全く飲まない人に比べて高血圧になるリスクが12％高いという報告もあります。

アメリカでは、1970年にはソフトドリンクが摂取カロリーで占める割合は4％でしたが、2001年には9％に上昇しました。

1999年から2004年にかけての調査では、2～19歳の子供達のソフトドリンクが摂取カロリーで占める割合は平均11％でした。2005年にソフトドリンクがピザを抜いてトップカロリー源になっています。

近年ソフトドリンクの消費量は減少傾向にあると言われていますが、それでもアメリカ人の4人に1人が1日200カロリー（砂糖50ｇ）、人口の5％が567カロリー

（砂糖１４２g）をソフトドリンクから摂取しています。

残念ながら日本人のソフトドリンク消費量はわかりませんが、**１日に合計５００㎖のソフトドリンクを飲む人は、２００カロリー分の砂糖、つまり砂糖50ｇかそれ以上摂取している計算になります。**

ジュースを飲むと脂肪燃焼も抑制される！

このレモン水実験で、もう一つ観察されたのが、ブドウ糖入りと果糖入りのレモン水を飲んだ後、「呼吸商（Respiratory quotient; RQ）」が有意に上がったことです。糖分の入らないレモン水を飲んだ後にＲＱの上昇は見られませんでした。

ＲＱとは、体内でどのような割合で栄養素が燃焼しているのかを表す指標で、酸素消費量に対する二酸化炭素排出量の体積比で表されます。

脂肪が優先的に燃焼すると低い値、糖質が燃焼すると高い値になります。

RQ＝二酸化炭素排出量（L）÷酸素消費量（L）

RQは通常0・7〜1・0間を移動します。

健康体の人の場合、安静時は有酸素性エネルギー代謝で脂肪が優先して燃焼するため、RQは0・7に近い値、激しい運動時には、酸素を使わない素早いエネルギーシステム（解糖系）でのブドウ糖代謝が増加するため徐々に上がり、ついには100％解糖系に頼る1・0になります。

この実験では、果糖入りのレモン水を飲んだ40分後、飲む前に比較して0・15、ブドウ糖の場合は約0・05上昇しました。

つまり、砂糖の入った飲み物を飲むと、血圧が上がるだけではなく、脂肪燃焼を抑制することを示唆しています。

砂糖はエネルギーも枯渇させる！

もし栄養計算の得意な栄養士さんに「砂糖って何ですか？」と聞けば、「炭水化物の一種です」とお答えになると思います。

というのは、１ｇの砂糖も１ｇのデンプンも同じカロリーなので、カロリー計算では全く同様に扱われるからです。しかし砂糖の半分を構成する果糖はただの炭水化物ではありません。

細胞内のエネルギーを枯渇させる唯一の栄養素なのです。

エネルギーを作るはずの栄養素がエネルギーを枯渇させるなんて不思議に思われるかもしれません。

ですが、何を作るにも労働力が必要なように、体内で筋肉や骨を作るにはエネルギーが必要です。

細胞の中でも、たんぱく質や脂肪合成だけではなく、エネルギー物質、ＡＴＰ（アデノシン三リン酸）を作るにもATPが必要なのです。ATPとは、体内のすべての活動に使われるエネルギーのことで、これ無しには、息をすることすらできません。

例えば、ご飯やパン、麺類などに多く含まれるデンプンは、ブドウ糖が数千～数百万個つながった高分子化合物の炭水化物です。

デンプンは小腸で分解された後、ブドウ糖として小腸から吸収されます。

ほとんどはそのまま血管に送られますが、2割ほどのブドウ糖は肝細胞の解糖系という代謝経路で代謝されます。

解糖系は非常によくできた自己制御機構でATPを使いすぎないように制御されているため、細胞内のATPが枯渇することはありません。

一方の果糖ですが、少量の場合はほとんど小腸の細胞内で代謝されるため、肝臓は影響を受けません。

しかし一定以上の量を摂取すると、そのほとんどが肝臓へ送られます。

どのぐらいの量かと言うと、体重1kgあたり0・5g以上の果糖（砂糖で考えると

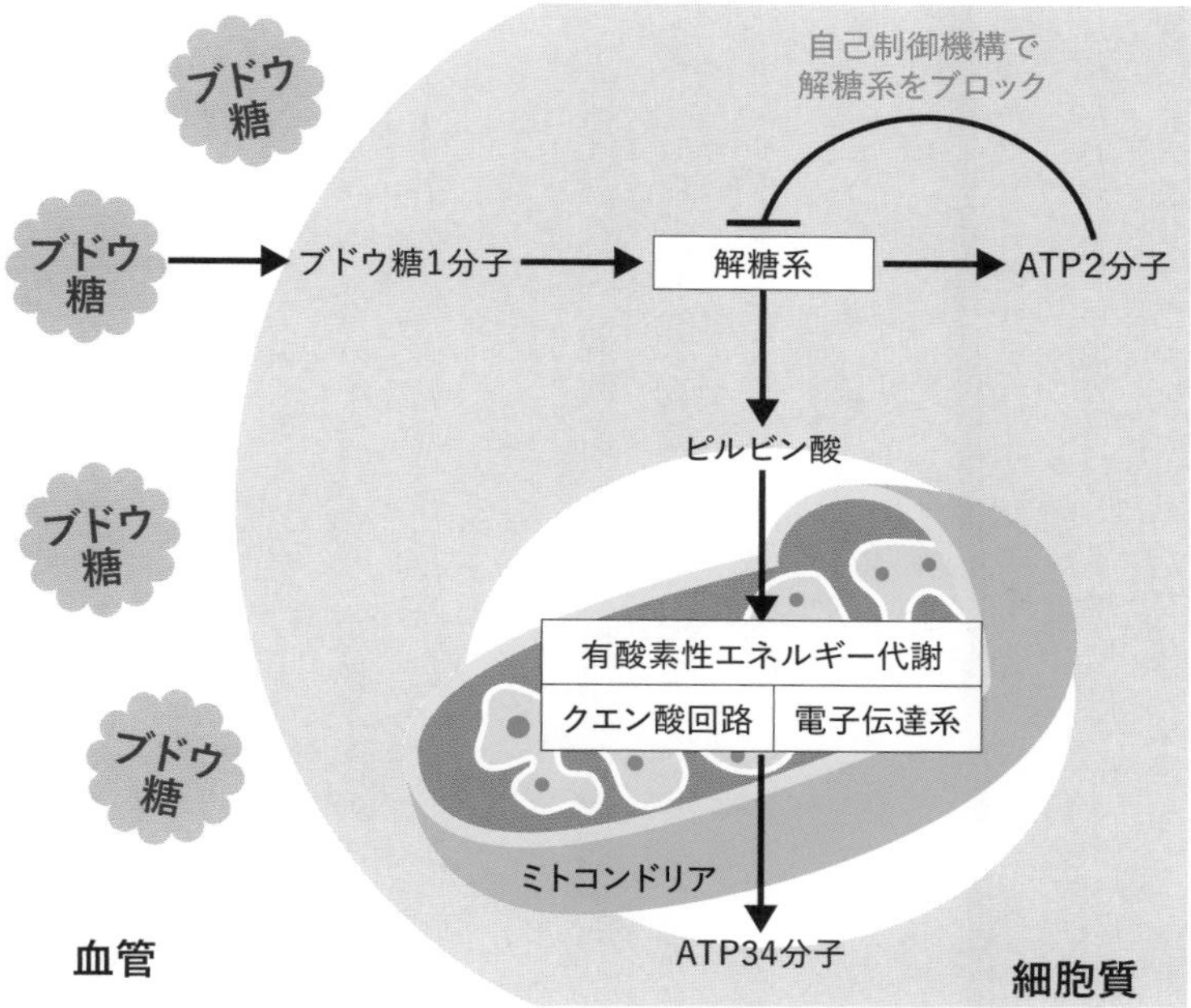

エネルギー通貨、ATP は、細胞質では酸素を使わない解糖系で、細胞の中にあるミトコンドリアという器官の中では、酸素を使うクエン酸回路と電子伝達系（有酸素性エネルギー代謝）で作られます。

解糖系は、ブドウ糖１分子が２個の ATP を消費して４個の ATP を作り、ピルビン酸という物質になります。ブドウ糖１分子から２個の ATP しか作れませんが有酸素系エネルギー代謝より早く ATP を作れます。

解糖系で作られたピルビン酸はミトコンドリアに送られて有酸素性エネルギー代謝で ATP をさらに34個作ります。つまり、有酸素性エネルギー代謝を使うと、時間はかかりますが、ブドウ糖１分子から36個の ATP ができる計算です。

1g）です。

例えば、体重60kgの人の場合は、500㎖の炭酸飲料約1本分（砂糖60g）以上、体重45kgの人ならおしるこ1杯（砂糖47g）で許容量を超えます。

さらにもっと体重の軽い子供達の場合だと、コップ1杯の果汁100%ジュースでさえ10g以上の糖分を含むので、毎朝1杯のオレンジジュースで、肝臓のATPが枯渇する可能性があります。

果糖代謝には、解糖系のような自己制御機構がありません。

そのため果糖がある限り反応が際限なく進むことから、細胞内のATPがどんどん減ってゆきます。ATPの激減は細胞にとっての一大事です。

生き抜くために、直ちにエネルギースイッチがオンになり、エネルギー（ATP）を使ってエネルギーを生産する「アクティブモード」から、エネルギーを節約して貯める「サバイバルモード」に変わります。

果糖代謝の副産物である尿酸が、サバイバルモードを加速することから、高血圧を含むメタボリックシンドロームが起こります。

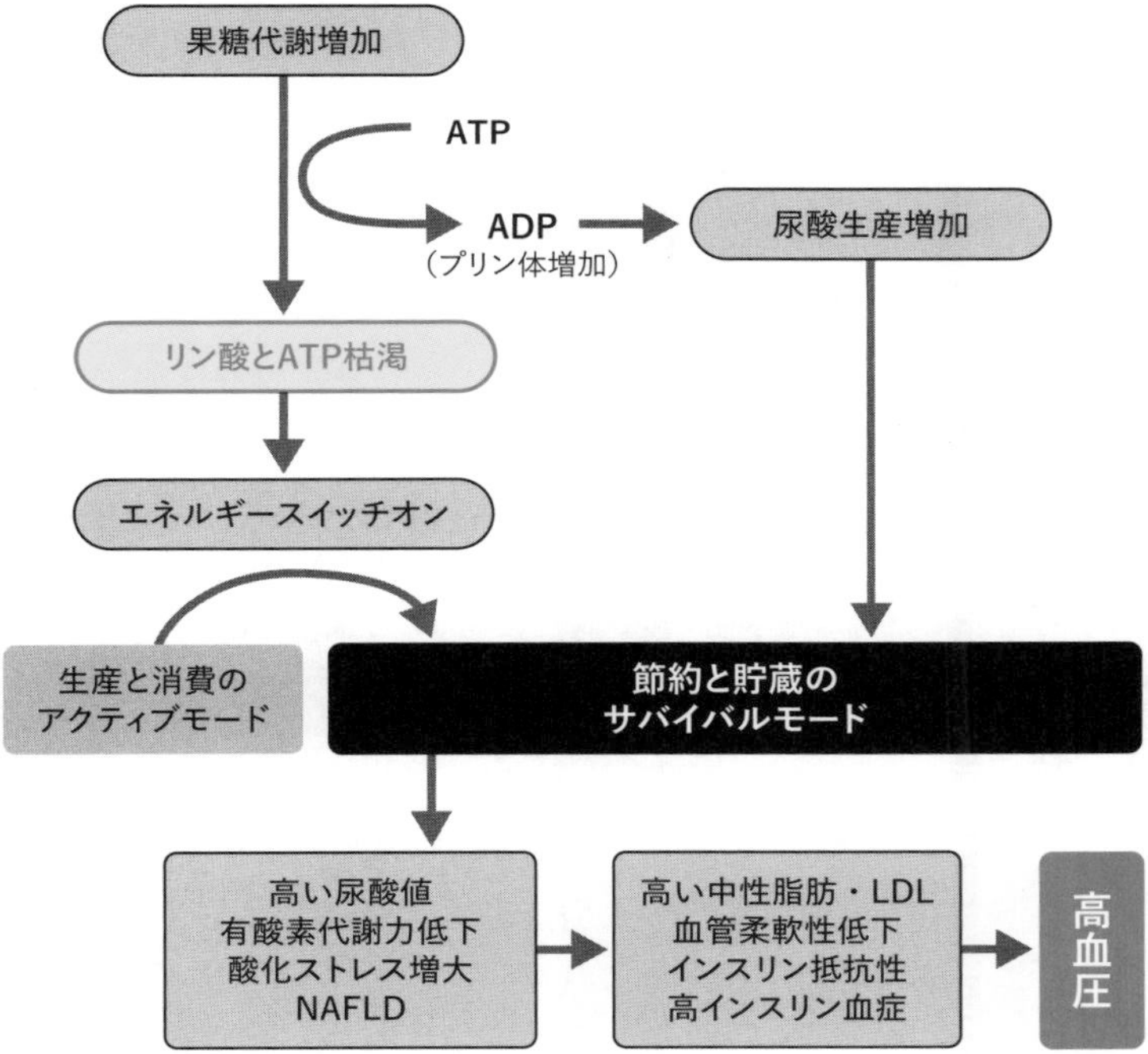

甘いものや甘辛い味付けで肝臓内の果糖が増えると、その代謝でATPが枯渇。

それがきっかけとなってエネルギースイッチが、アクティブモードからサバイバルモードに切り替わります。

そうなると、有酸素エネルギー代謝ができないことと、尿酸合成が活発化することから脂肪肝、高い中性脂肪と悪玉コレステロールといった脂質異常の原因になります。

脂質異常と高い尿酸値は血管の拡張能力を下げて血圧を上昇させます。高い尿酸値は炎症の原因となり、各臓器のインスリン抵抗性を増大、腎臓での水とナトリウムの再吸収を増加させることから血圧をあげます。

飲む果糖の影響は、腸内でも起こります。

小腸での果糖代謝が増えすぎると腸壁が損傷を受け、いわゆる「リーキーガット（腸壁の傷口から異物が血管へ侵入すること）」という症状が発症して、腸壁から毒素が漏れ、門脈を通って肝臓に入り、それが原因で非アルコール性脂肪肝炎（ＮＡＦＬＤ）が悪化すると考えられています。

小腸で吸収されなかった果糖は腸内微生物の餌になります。

本来なら食物繊維を食べる微生物が果糖を食べることから作られる代謝物が変わり、そのことが肥満体質、高血糖、高血圧を作るとも考えられています。

なぜ甘い味をやめられないのか？

私たちは甘い味が大好きです。歴史に名を連ねる名だたる偉人、例えばニュートンやダーウインでさえ痛い痛風を我慢しながら砂糖を楽しんでいます。

なぜ私たちは甘い食べ物を美味しく感じ、しかもやめられないのでしょうか？

一言で言うと、甘い味が脳に快楽を与えるからです。

糖度の高いフルーツやスイーツを食べると、快感を作る神経伝達物質、ドパミンを活性化することで、脳内の報酬系と呼ばれる神経系の作用で心地よく感じます。ドパミンを活性化して依存症を作るアルコールや麻薬・覚せい剤などと同様に、「甘い味」も癖になるわけです。

ではなぜ脳は報酬系を使って「おいしい！」という快感を作り、依存性を作り出すのでしょうか？

その答えは、私たち人類の種の起源に隠されています。

話は約２２００万年前にさかのぼります。

霊長類の祖先の猿（プロコンスル）は、アフリカの熱帯雨林の中で1年中甘いフルーツを食べて繁殖していました。

ある時代から地球は次第に冷え込み、極地では氷山が増加、それにより海位が下がったことで、アフリカ大陸とユーラシア大陸の間にランドブリッジ（陸橋）が現れます。

猿たちはこの陸橋を渡って新世界であるヨーロッパへも繁殖地を広げていきました。その頃のヨーロッパはまだ1年中温暖で、主食であるフルーツが絶え間なく手に入ったからだと考えられています。


ところが、1700万年前ごろから気温がさらに下がり、ヨーロッパでは冬の間フルーツが実らなくなったことから、新世界の猿たちは毎年訪れる飢饉に耐えなければなりませんでした。

その痕跡は、飢餓線として化石化した歯で確認されています。

食料のない冬を乗り切るためには、フルーツが実る間にできるだけ食べて肥満する必要がありました。

そのためには、「甘い味」を美味しく感じ、満腹でも食べ続けられる能力、つまりドパミンを活性化して果糖依存症を作る必要が生まれたと考えられます。

フルーツの甘み成分は砂糖と果糖です。

砂糖はブドウ糖と果糖1分子ずつでできた2糖類ですから、フルーツを主食としていた私たちの祖先は、フルーツが実る夏から秋にかけて大量の果糖を摂取したと考えられます。

果糖濃度が上がると、レプチン分泌量が増加、レプチン抵抗性で過食を引き起こします。

レプチンとは、脂肪組織で作られる食欲の抑制とエネルギー代謝の調節に関わるホルモンです。正常な場合は視床下部にある満腹中枢に作用して食欲を抑え、交感神経を活性化させてエネルギーの消費を促すことで肥満を抑制する働きがあります。

しかし、レプチン抵抗性が起きると、満腹感を感じないために食べ続けるだけではなく、消費エネルギーも節約するためさらに効率よく肥満することができます。

レプチンは交感神経を活性化させるため、血圧を上昇させる作用もあります。

果糖依存症とレプチン抵抗性でフルーツを食べ続ける猿は、肝臓のATPを枯渇させて尿酸生産を加速し、エネルギースイッチをオンにして、**「消費と生産」のアクティブモード**から**「節約と蓄積」のサバイバルモード**へ切り替えることで肥満、食料のない冬に備えたのです。

しかし地球はさらに冷え込んでゆき、ヨーロッパの猿たちはほとんど絶滅しました。なぜなら彼らは冬を乗り切るに足りるだけ肥れない理由があったからです。それは、尿酸を分解する酵素、ウリカーゼの存在です。

■飢餓を生き抜くために失った酵素、ウリカーゼ

ウリカーゼの遺伝子はバクテリアから哺乳類に至るまで広範囲に見られます。
実験動物としてよく利用されるラットやマウス、ペットとして親しまれている犬や猫は、活性のあるウリカーゼがあるため、尿酸値が高くなると余剰分は分解され、尿

酸値が一定以上に上がらないシステムがあります。

ところが人間はウリカーゼの遺伝子を持っているにも関わらず酵素を持っていません。

人間と同じ祖先を持つオランウータン、チンパンジー、ゴリラも機能する酵素を持っていません。

これは新世界で発現したウリカーゼ遺伝子の突然変異が原因とされています。

絶滅したヨーロッパの猿にはウリカーゼ活性があったため尿酸は分解され、生き延びるに足る高い尿酸値を保つことができなかったのです。

しかしある日、ウリカーゼ遺伝子に突然変異を起こした生存力の高い猿が現れます。その猿は、ウリカーゼ活性を失ったことで、同じ量のフルーツで他の猿よりも高く尿酸値を上げてより効率よく肥満することができたことから、食料のない長い冬を生き延びることができたと考えられています。

そして生き延びた猿は、その後豊かな大地を求めて再びアフリカ大陸へと舞い戻り、私たち人間を含む霊長類の祖先となったのです。

■サバイバルモードの慢性化が成人病を作る

このように私たちの先祖は、エネルギースイッチを使ってサバイバルモードを作ることで、飢餓や脱水に備えて肥満、飢えと渇きの危機を生き伸びたのです。今でも野生動物はエネルギースイッチで生存力を上げています。

一方、現代社会を生きる私たちはどうでしょうか？

少なくとも日本やアメリカなどの先進国では飢えや渇きを感じる前に食べたいもの、飲みたいものがすぐ手に入ります。

しかも簡単に手に入る安価な加工食品ほど、食欲をそそる砂糖や果糖、塩分、旨み成分がたっぷり入っているため、うっかりしているとエネルギースイッチは入りっぱ

なし、サバイバルモードのままです。

野生動物は季節ごとに、あるいは状況に応じてエネルギースイッチの切り替えでサバイバルモードの慢性化を防ぎますが、人間社会では、高い果糖値を作る食習慣を続ける限りサバイバルモードはオフにはなりません。

このサバイバルモードの慢性化が、メタボリックシンドロームの原因となるのです。そのことは、自然界でのサバイバル力を、人間社会でのサバイバル力の慢性化に置き換えてみるとよくわかります。

熊やリスは、夏から秋にかけて、砂糖と果糖が多く含まれる果実を食べて、エネルギースイッチをオンにして、エネルギーを節約して貯めるサバイバルモードに切り替えて肥満します。

サバイバルモードになるとインスリン抵抗性が高まり、骨格筋の血糖の取り込みが低下、脳が必要とする血糖が確保され、脳は運動能力を維持するため血圧を高く保ち、怪我や病気と戦うために免疫力を高めます。

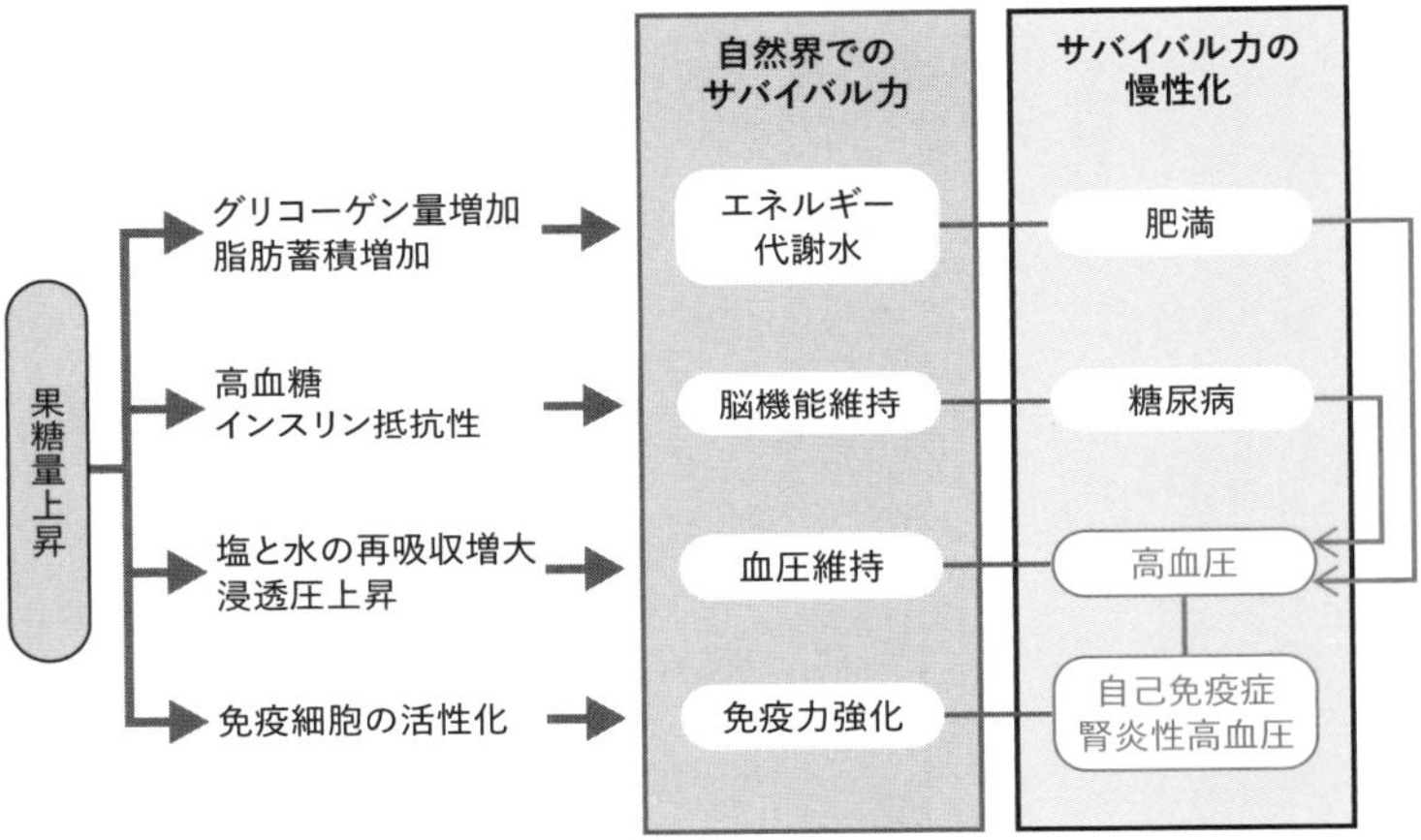

冬眠に入ると、エネルギースイッチはオフになり、アクティブモードに切り替わることで、蓄えた体脂肪と貯蔵炭水化物、グリコーゲンを有酸素性エネルギー代謝で消費し、ATPと水を作り生命を維持します。

冬眠が終わる頃にはグリコーゲンや体脂肪が激減し、春には痩せ細った体で野外に現れ、体重を戻すためせっせと食料を探します。

一方の人間ですが、缶コーヒーや炭酸飲料、甘辛い「ご飯がすすむおかず」や「甘いパンのお供」を習慣的に食べている人は、高い果糖値が続くことから**一年中サバイバルモード**です。

肥満、高血糖に加えて、高すぎる免疫力で増える炎症から血圧が高くなることは確実です。

アメリカを肥満大国にしたのは日本の発明品？

皆さんは、スーパーやコンビニでよく目にする加工品に、「果糖ブドウ糖」が使われていることをご存知でしょうか？　この砂糖より強い甘みを持つ果糖ブドウ糖、味覚を狂わせてアメリカを肥満大国にしたと悪く言われがちですが、実は日本人の発明だったのです。

第二次世界大戦に敗れた日本は、戦後大変な食糧難に見舞われ、政府はサツマイモやジャガイモの生産を奨励しました。

しかし、食糧難が一段落するとイモ類が余ったため、デンプンを作ることを奨励、そのため今度は、デンプンが政府倉庫に山積み状態になってしまいました。

一方、経済的に貧しく、外貨の乏しい当時の日本は、砂糖の大量輸入が困難であったため、デンプンを砂糖に変える研究が奨励されたのです。

そしてついに、通産省工業技術院発酵研究所（現、産業技術総合研究所）が、砂糖の代替品となる異性化糖液（果糖ブドウ糖）を大量に作る技術を、世界に先駆けて開発したのです。

液糖に慣れていなかった日本での評価は低かったのですが、アメリカの反応は違いました。当時「キューバ危機」によって砂糖の国際価格が高騰し、代替甘味料を求めていたからです。

1966年、旧通産省の特許輸出第1号となって渡米した果糖ブドウ糖は、その後アメリカの食料事情を一変させます。それまで特別なお楽しみだったコーラやアイスクリームの値段が下がり、手軽に誰でも買える安い食品になったのです。

砂糖より甘く、値段の安い果糖ブドウ糖は、その後スイーツだけではなく、ピザやパスタ、パンにも使われるようになりました。そして果糖ブドウ糖の制限が推奨されるようになった今でも、アメリカ人の大人の42％、子供の18・5％が肥満というパンデミックに苦しんでいます。（２０１７年～２０１８年度のアメリカ疾病管理センター調べ）。

癌研究の権威でコーネル大学医学部教授のルイス・キャントレイは、「果糖ブドウ糖は、戦争に負けた日本からのしっぺ返し」と、インタビューで答えるほど、**果糖ブドウ糖はアメリカの食生活を大きく変えたのです。**

果糖ブドウ糖が砂糖より体に悪いというわけでは無いのです。

果糖ブドウ糖の功罪は、70年代に、その値段の安さで甘いものなしには生きられない人々をたくさん作ったことです。

前述のキャントレイ教授は、「果糖ブドウ糖も砂糖も同様に癌を進行させ、高血圧、肥満、２型糖尿病、認知症のリスクを高める」と強調しています。

これは日本人にとっても、対岸の火事ではありません。

今では、安くて甘い果糖ブドウ糖は、自販機の飲み物、スーパーで売られる調味料、栄養機能食品、特定保健用食品（トクホ）にまで幅広く使われています。

知らないうちに、市販の調味料や加工品が「我が家の定番」となり、甘辛い濃い味になれ、甘い飲み物が習慣化すると、サバイバルモードの比率がどんどん長くなっていきます。

第2章

高血圧を予防する10の法則

法則1 正しく水を飲んで高血圧予防

1章では、減塩では根本的な高血圧対策にはならず、減糖こそが高血圧対策になるということを実験結果とともにお伝えしてきました。

本章では具体的な高血圧の予防の法則を10個紹介していきます。明日から取り入れられるものばかりですので、是非実践してください。

水は私たちに不可欠な大切な栄養素です。

高血圧予防の視点からでは、水を飲む目的は、**①脱水予防と、②血清ナトリウム値を上昇させないことです。**

よく受ける質問に、「どのくらいの水を飲めばいいですか?」というのがありますが、量も大事ですが、**飲むタイミングが決め手なのです。**喉が乾いてからではもう遅いのです。

一般的に、1日に必要な水分量は、食事からの摂取量も含めて、大人の女性は2・7リットル、男性は3・7リットルと言われています。しかし、必要な水分量は、その方の年齢や体質、食事、運動量、その日の体調や天候などによっても変わります。

水分補給に最も有効な飲み物は水なのですが、残念ながら最近は、味のない水を飲むのが苦手だとおっしゃる方が増えてきています。

その場合は、砂糖、塩、カフェイン、アルコール、うま味成分が入っていない飲み物、例えば麦茶、炭酸水も水と同じとお考えください。白湯も水と同様ですが、昆布茶、桜茶は塩分が入っているのでダメです。

注意していただきたいのが、市販の「水分補給飲料」です。スポーツドリンクなどの水分補給飲料には高血圧の原因になる塩や砂糖が入っているので、日常生活での水分補給には向いていません。

その理由をご説明しましょう。

私たちの汗腺には必要不可欠な塩やミネラルを無駄にしないシステムがあります。体温調節のために汗を出す汗腺、エクリン腺は、塩の成分であるナトリウムイオンと塩素イオンを再吸収する機能があります。

寝汗やじっとりと出る汗は作られる速度がとても遅いので、再吸収システムがしっかり働いて塩を節約する、つまり塩を失わないので塩分補給の必要がないのです。

一方、短期間に大量に汗をかくと、汗が流れる速度が速すぎて、塩の再吸収が間に合わないため塩が汗から失われます。

スポーツドリンクが必要な場合は、炎天下での長時間作業、激しい運動、下痢、発熱などで食事がとれないなどの場合に限定されます。

日常生活では、食事をしている限り、大量に水を飲んでも低ナトリウム血症になることはありません。

逆に、食事をする限り、十分な量の水で血液を薄める努力が必要です。

水は、喉が乾く前に飲むことがとても重要です。というのは、**喉の渇きを感じる時には、もうすでに血圧が上がっているからです。**

次の３つのタイミングで十分な水分補給をしてください。

① 目覚めの１杯

私たちは、眠っている間に、汗と呼気から水分をコップ1杯分（２５０～５００㎖）ぐらい失っています。

さらに、交感神経の刺激で目覚める頃が1日の中で最も血圧が高い時間帯になります。交感神経は、「戦うか逃げるか（fight or flight）の反応」を生じる神経です。身体機能を高める方向に働くため、毎日明け方から徐々に上昇して目覚める準備をします。

血圧もそれとともに上昇します。

目覚めてすぐ飲む水は、脱水と交感神経の刺激による血圧上昇を穏やかにする作用があります。

②食前と食中に1杯ずつ

第1章でお話しした、スープの実験を覚えていらっしゃいますか？塩分1％（3gの食塩の入った300㎖）のスープを水500〜750㎖とともに飲んだ場合、食後血圧は、塩なしのスープを飲んだ場合と同じだったという実験です。

例えば、大さじ1杯のみそ（18g）で味噌汁1人前（200㎖程度）を作るとすると、塩分は約1％程度なので、味噌汁1杯位で2gの食塩摂取です。スープの実験から考えると、高血圧予防のためには、**味噌汁1杯に対して、食前と食中にコップ1杯（味噌汁と同量の200㎖程度を2回）を飲む習慣があると良いということになります。**

一般的に、和食の伝統調味料の塩分濃度は、醤油が15〜16％、味噌が12〜13％です。市販の塩麹は11〜13％程度です。また、市販漬物の塩分は、野菜の浅漬けで2％、たくわんで3％程度ですが、味噌漬けや本格梅干しなどは10％以上のものもあるよう

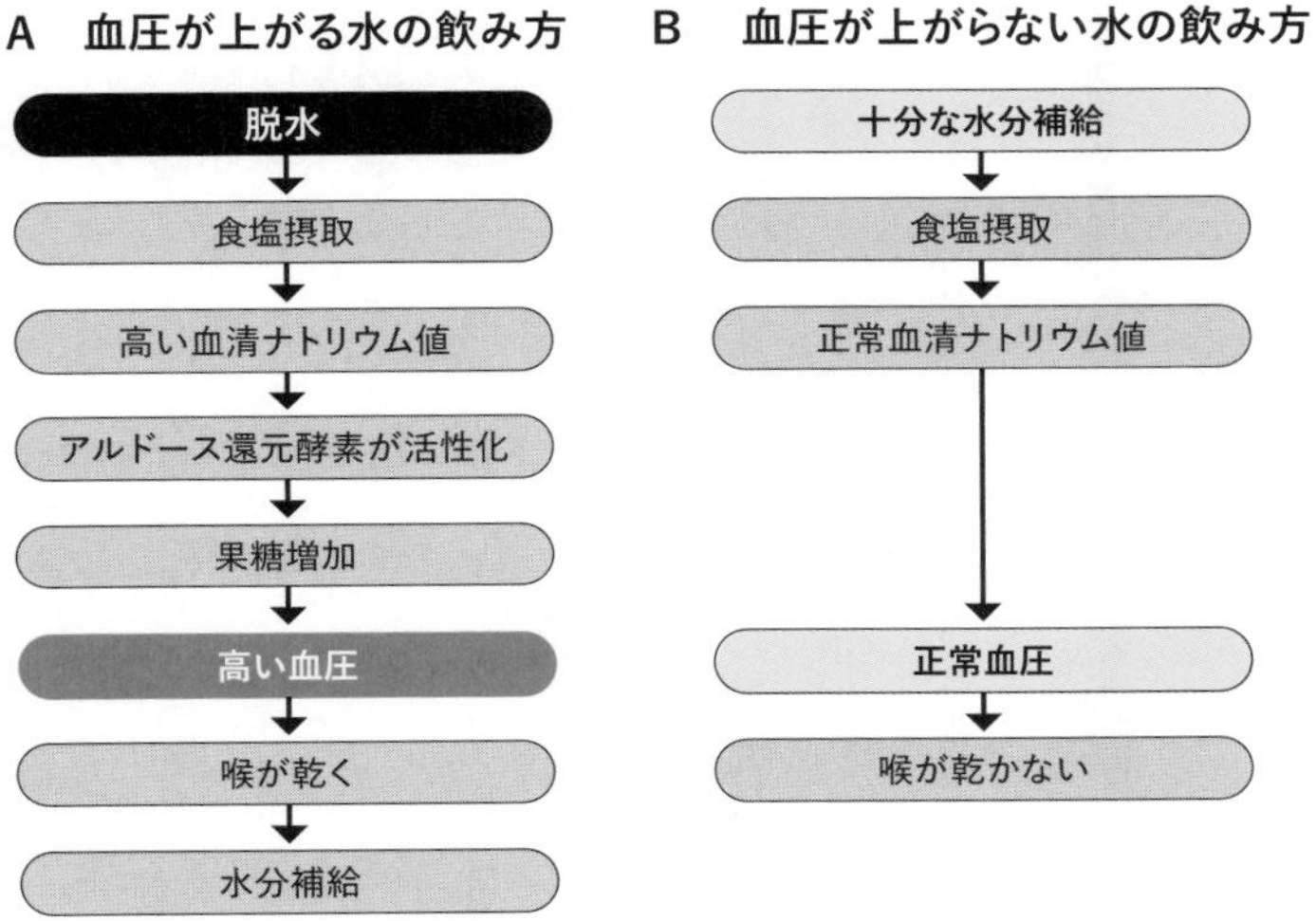

なので注意が必要です。

和食の一汁三菜は、ご飯、汁物、和え物、煮物、焼き物で構成されていて、栄養素バランスが良いものの、1食に含まれる塩分量は6g前後。お漬物や梅干しなしでも、世界保健機構（WHO）2013年日発表の目標量、1日5g未満をたった一食で超える量です。

この量の塩分の影響をキャンセルするには、食前と食中に**合計1・2リットル（味噌汁の場合の3倍を2回）を飲む必要があります。**これだと水だけでお腹がいっぱいになってしまいますね。

ですから、やはりある程度の減塩は必要です。

味を犠牲にしない、お勧めの習慣が、**「汁気のある献立は、1食につき1品に限定する」**ことです。

もうすでに実践されている方も多いと思いますが、汁物と煮物を合体して、「具沢山味噌汁」や「野菜ごろごろスープ」などに変えると塩分量がグッと下がります。重要なのは、水分補給で薄められる範囲の塩分摂取です。

十分飲めているかどうかは、食後の喉の渇きでわかります。

喉の渇きを感じたら、飲む量が十分でなかった証拠なので、次回は塩分摂取量を減らす、または、飲む水の量を増やすなどのトライアル・アンド・エラーでご自分にあった方法を見つけてください。

■こまめな水分補給

脱水は体重の1％以上の水分を失った状態で起こります。

３％以上を失うと深刻な脱水状態に陥ります。**脱水気味になっただけでも、血糖、中性脂肪、炎症物質などの濃度が上がり血管が老化しやすくなる上に、認知力が下がることがわかっています。**喉の渇きを感じた時点でもうすでに体重の１〜２％の水分を失っているので、脱水しないためには喉が乾く前に飲むことが重要です。

飲む量は、体重から推測できます。

例えば体重50kgの人の場合、喉が渇いたと感じた時には、50kgの1〜2%、５００〜１０００㎖の水分がもうすでに失われている計算になるので、仕事や家事の合間に少しずつでも、このくらいの量を飲む習慣をつけることから始めましょう。

運動をする場合も運動前、運動中、運動後の水分補給を心がけてください。

一般的には運動開始前1〜2時間前に５００㎖、運動中には１００〜２５０㎖を15分ごとに、運動後は、１kgの体重減少に対して１０００㎖程度を飲むと良いとされています。

運動の前後に体重を測る習慣をつけると、季節やトレーニング強度に応じた水分の補給が徐々にわかってきます。

法則1のポイント

★朝起きたら水を飲む。
★食前と食事中に水を飲む。
★喉が乾く前に水を飲む。

法則2 空腹時の「飲むジュース」は万病のもと

身長170cmで体重70kgのシステムエンジニアのジョン（48歳）は、ちょっと太めですが仕事をバリバリこなす明るい男性です。

その彼に定期検診でびっくりする事態が起こりました。

「おかしいわね」と言いながら血圧を何度も測り直した看護師さんに、「あなたの血圧、200㎜Hgになってるわよ」と告げられたのです。


アメリカの高血圧の基準値は日本よりも低い130／80です。ジョンのように収縮期血圧が200㎜Hgだと即日に高血圧症と診断されます。

担当医師が、直ちに降圧剤の服用が必要だと言ったのは当然のことです。とは言え何の症状もない彼にとっては寝耳に水の話、納得できず、私のところへ相談に来ました。


まずは血液検査の結果に目をとおすと、中性脂肪が高くＨＤＬ（善玉コレステロール）が低いという、典型的な脂質異常の兆候とともに、高い血糖値が見られました。

このことからサバイバルモードの慢性化が起こって高血圧を発症していたと推測しました。

ジョンは知らないうちにエネルギースイッチをオンにしていたことが問診で判明しました。彼の勤める会社では、顧客に大手飲料メーカーがあるためか、各階に無料のドリンクバーが設置されています。

彼の日課は、出社と同時にドリンクバーに立ち寄ること、そしてなくなるとまた取りに行って、1日中コーラを飲むことだったのです。

コーラには500㎖当たり57g（小さじ19杯）の砂糖が入っています。

1日に1〜2リットル飲んでいれば、114〜228gの砂糖を毎日飲んでいた計算になります。当然、大量の果糖が肝臓に押し寄せて、細胞内のATPを枯渇、エネルギースイッチを慢性的にオンにしていたのでしょう。

ドリンクバーは、濃縮されたコーラなどの原液を炭酸水で希釈してディスペンサーから出す仕組みになっています。そこで私はとてもシンプルな提案をしました。**コーラが飲みたくなったら炭酸水を飲む、どうしても飲みたい場合だけ、ダイエットコー**

ラ（無糖）を飲む、朝のカフェインは、ブラックコーヒーから摂取するという提案です。

１ヶ月後、彼の収縮期血圧は、１４０㎜Hgにまで下がりました。まだまだ下げる努力が必要ですが、「砂糖を飲まない」努力で、メタボリックシンドロームという氷山が少し小さくなったのです。

■砂糖（果糖）を飲むと高血圧になる

日本人の皆さんにとって、ジョンの例はとても特殊に聞こえるかもしれません。ですが、習慣的に毎朝駅の自販機やコンビニで飲み物を買う人は結構多いのではないでしょうか？

例えば、ペットボトルのカフェオレ（５００㎖）には45ｇの砂糖が入っています。

小さじ1杯の砂糖は３ｇなので、５００㎖飲むと小さじ15杯分の砂糖を飲むことになります。

普通サイズの缶コーヒー、（250㎖）には25g、小さじ8杯分の砂糖が入っています。

冷たい缶コーヒーは味わって飲むというよりはごくごく飲む飲みものです。砂糖の量にするとジョンが飲む量よりずっと少ないですが、**朝食がわりに缶コーヒーをゴクゴク飲むと、その速度と砂糖の量で血糖値だけではなく血圧を上昇させるのです。**

空っぽの胃に入ってくる液体は、瞬時に小腸へ移動し、吸収されます。短時間に大量に入ってきた砂糖はブドウ糖と果糖に分解され、それぞれ血管と肝臓へと送られます。

肝臓では大量に入ってきた果糖の代謝でATPが枯渇、エネルギースイッチがオンになり、アクティブモードからサバイバルモードに切り替わります。

アクティブモードなら、日常生活では有酸素代謝で脂肪が優先して使われますが、サバイバルモードでは、脂肪燃焼は中断され、脂肪の蓄積が促進されます。

さらに、果糖代謝の副産物である尿酸が慢性病を作ります。

高い尿酸値は、通風のリスクを上げ、肝臓と筋肉のインスリン抵抗性を促進することから高血糖を維持し、腎臓のナトリウムの再吸収を促進と、血管の一酸化窒素（NO）生産を阻害することから血圧を上昇させます（血管は、NOがあると柔軟になります）。

インスリン抵抗性の発症で、膵臓はもっと多くのインスリンを分泌、高インスリン血症を引き起こします。

高インスリン血症は血圧を上げることが知られていますが、脂肪細胞での脂肪の取り込みを刺激、特に内臓脂肪も増やします。食欲を抑えるホルモン、レプチンの視床下部への刺激を阻害し、それによって見せかけの飢餓感が生まれ、食欲が増します。

■ブドウ糖を飲むと高血圧になる

飲む砂糖の功罪はそれだけではありません。

吸収されたブドウ糖のほとんどは直接血管に入り、血糖値を急上昇させ酸化ストレスを起こします。小腸内の果糖代謝で腸壁が傷つきます。吸収されなかった糖分は大腸に送られ、腸内環境を悪くします。これらは全て高血圧のリスクファクターです。

血糖値１００㎎／dℓで体重60㎏の男性が缶コーヒーを１本ゴクゴク飲むとどのくらい血糖値が上がるか考えてみましょう。

人間の血液量は体重の約１／13と言われているので、血液量体重の約８％として計算しました（詳しい計算は次ページ四角内参照）。

この男性の血糖の量を計算すると約５g、小さじ１杯量です。缶コーヒーに含まれるブドウ糖量は、25gの半分ですが、仮に10gのブドウ糖が血管に送られたとすると血糖量は５gの３倍の15g、単純計算だと血糖値は３０８㎎／dℓに跳ね上がります。

実際にはインスリン分泌のおかげで直ちにブドウ糖の取り込みが起こるので、ここまでは高くならないですが、急激に血糖値が上がり、急激に下がる「**血糖値スパイク**」が起こるのは間違いありません。

血糖値スパイクが起こるたびに血管は酸化ストレスで傷つき高血圧のリスクが上がります。

高い血糖値は、肝臓のアルドース還元酵素を活性化して果糖生産を開始、果糖代謝を促進して尿酸値が上昇します。もうすでに相棒の果糖が肝臓のＡＴＰを枯渇させているのですから、サバイバルモードが長引くことは容易に想像できます。

缶コーヒーだけではありません。

ごくごく飲めるがうたい文句の某メーカーの乳酸飲料（５００㎖）には55ｇ（小さじ18杯）、コーラ（５００㎖）には57ｇ（小さじ19杯）、体に良さそうな名前のビタミンＣ入りの飲み物（５００㎖）にも51ｇ（小さじ17杯）の砂糖が入っています。

体重60kg、血糖値100㎎/dℓの男性が
普通サイズの缶コーヒーを飲むと？

血液量…60kg×1,000×0・08＝4,800㎖
血糖値100㎎/dℓ（１dℓ＝100㎖）なので）血液１㎖あたりのブドウ糖は１㎎

缶コーヒー前の血中ブドウ糖量…１㎎/㎖×100㎎×4,800㎖＝4,800㎎＝５g
缶コーヒーで増えるブドウ糖は10g（㎎に変換すると10,000㎎）

缶コーヒー後の血糖値…14,800㎎÷4,800㎖×100㎖＝308㎎/dℓ

昔ながらの小さな容器に入った乳酸菌飲料を朝食前に飲むこともお勧めできません。たった65㎖の中に約12g（小さじ4杯）の砂糖が入っています。

果汁100％のジュースにも要注意です。

果物を飲むのと食べるのでどのくらい違うか、リンゴジュースとリンゴ1個を比べてみましょう。コップ一杯のリンゴジュースは数秒で飲み干せますが、小さなリンゴでも、丸ごと1つ食べるには、1分以上かかります。

この速度と含まれる固形物の量の違いが健康効果に影響します。

ジュースには固形物が含まれていないので、胃から小腸へあっという間に送られて吸収されて血糖値スパイクの原因になります。

速度が早すぎて吸収されなかった糖分はそのまま大腸へ到達して、腸内環境を悪くします。

1章でお伝えしたように、飲む砂糖で小腸での果糖代謝が増えすぎると、酸化ストレスが上昇、腸壁が損傷を受け、**「リーキーガット（腸壁の傷口から異物が血管へ侵入すること）」という症状が発症し、血中に毒素や微生物が侵入したり、腸壁にグルテンなどのアレルギー物質が直接触れることで自己免疫症が発症したりします。**

小腸の吸収能力を超えた果糖は腸内微生物の餌になり、微生物構成を変え、腸内微生物が作る代謝物も変えることから肥満体質を作るとも考えられています。

果物のりんごには食物繊維がたっぷり含まれるため、胃から腸へゆっくり移動、消化・吸収速度が緩やかなため、血糖値スパイクが起こりません。

大腸には、糖分の代わりに食物繊維が送られるため、腸内環境が維持・改善されます。

どうしても甘い飲み物が飲みたい場合は、食後に味わって、少しだけゆっくりと飲むことをお勧めします。香り高いコーヒーや紅茶をゆっくりといただく感じです。

例えば、コップ1杯（200㎖）のリンゴジュースを朝食後と昼食後の2回に分けて、100㎖ずつ、ゆっくりと時間をかけて飲むと胃の中の固形物のおかげで吸収速度が遅くなり、大腸への影響も無くなります。

法則2のポイント

★空腹時に甘い飲み物を飲むと血糖値スパイクで血管が傷つく。
★甘い飲み物は、食後に味わって、少しずつゆっくりと飲む。
★果物は飲まずに食べる。

法則3　カロリーではなく砂糖制限で血圧を上げない体質になる

ケイト（40歳）は毎朝出勤前にスタバに立ち寄ることが日課です。スタバはやめられないけど痩せたい彼女は、炭水化物抜きダイエットで、毎日約700kcal（お茶碗3杯分のご飯のカロリー）を減らすことを計画しました。そうすれば、日課のスタバのカフェモカ（ヴェンティサイズ、390kcal）はやめなくても1日に310kcal減らすことができると考えたのです。ケイトの通常の摂取カロリーは2000kcalだったとして、彼女のダイエットは成功したでしょうか？

残念ながらケイトの体重に変化はありませんでした。この程度カロリーを減らしても、脳が適応して消費カロリーを減らすからです。それどころかウエストが太くなったのです。

摂取カロリーが減ると、脳は飢餓に備えて、エネルギーを最も多く使う骨格筋を減らし、エネルギー源となる体脂肪を増やします。

つまり、痩せたくてカロリーを減らしたにもかかわらず、体脂肪が増えてしまうのです。脂肪は筋肉より2割ほど軽いので、体重が同じで筋肉が減って脂肪が増えると、2割ほどふっくらするわけです。

筋肉量が減ったことから毛細血管の数も減るので高血圧、高血糖、貧血、免疫力の低下、筋力低下による転倒のリスクが高まります。

一般的に40歳を過ぎる頃から筋肉は、毎年平均約0・8％程度失われていきます。ケイトのようにカロリーを減らして甘い物を減らさない食生活を続けていると、筋力不足から生活の質が下がり、将来寝たきりになるリスクが高まります。

骨格筋は体内で最も大きな臓器、最大の血糖消費者でもあります。

筋肉が減るにつれて、血糖値が高くなりインスリン抵抗性が上がり高血圧のリスクも上昇します。

さらに、ケイトのように、カロリーを減らして砂糖の摂取量を増やすと、肝臓と大腸では大変なことが起こります。

ケイトのカフェモカには、59g（小さじ20杯）の砂糖が入っています。

小腸の吸収能力を超えた果糖は腸内微生物の餌になり、微生物構成を変え、腸内微生物が作る代謝物も変えることから肥満体質、高血糖、高血圧を作るとも考えられています。

体がアクティブモードなら、日常生活のエネルギー源は体脂肪です。

ところがカフェモカを空腹時に飲むと、エネルギースイッチがオンになってサバイバルモードが始まり、有酸素代謝が停止するため、脂肪が使われずに蓄積します。

余ったブドウ糖も中性脂肪に変換され、使われなかった脂肪とともに蓄積します。

このようにカロリーを減らして甘いものを食べ続けると、内臓肥満、脂肪肝、免疫

の暴走、高血圧、貧血、筋肉が減って太りやすくなるなどの、数々の良くない連鎖が起こります。

それだけではありません。

果糖値と血糖値が上がる生活をしていると、体重にかかわらず肌や骨の老化が進み、認知症のリスクも上昇します。

ブドウ糖は、血管内で様々なタンパク質を糖化します。

例えば、血液検査の項目にあるHbA1C（ヘモグロビンＡ１ｃ）は、糖化したヘモグロビンタンパクで、血糖値が上がると上昇します。血糖値が高くなると、糖化反応はさらに進み、硬く変性した終末糖化産物（Advanced Glycation Endoproduct = AGE）が作られます。

皮膚や骨の成分であるコラーゲンでＡＧＥが増えると、肌の張りと弾力性がなくなり、骨の質（骨強度）が劣化します。また、ＡＧＥの蓄積が、白内障、動脈硬化、高血圧となって表れるなど、老化の顕著な特徴と直結しています。

果糖は、ＡＧＥをブドウ糖の７倍の早さで作ります。つまり、ケイトはカフェモカで毎朝ＡＧＥを作って、自分自身を老化させていたのです。

法則３のポイント

★体脂肪を減らすには、カロリーではなく砂糖を減らす。
★カロリーを減らすと筋肉が萎縮する。
★砂糖を減らすと、脂肪肝や高血圧を改善できる。

法則4 野菜は種類豊富にたっぷりと、果物は食物繊維の多いものをほどほどに食べる

■野菜を食べて血管を柔軟に！

皆さんもよくご存知のように、野菜や果物は健康的な食生活には不可欠な食材です。栽培技術が進んだ今では1年中食べたいものが手に入るようになりましたが、旬の食材は味も良く栄養価も高くなります。

野菜と果物全般には体の機能を守るビタミン類、ナトリウムの排泄を促すカリウムが豊富です。

特に野菜には、**血管を守る葉酸とともに血管を柔軟にする一酸化窒素（NO）の素になる硝酸塩（NO_3）**が豊富に含まれています。

血管を広げる働きは、血管の内皮細胞で生産、放出されるNOの量に左右され、NOが

不足すると血管は硬くなり、逆に十分に出ていると血管をやわらかい状態に保つことができます。

野菜を食べると、血管により多くのNOを送り込むことができるのです。

特にレタスやほうれん草などの葉物野菜、セロリにはNO_3が多く含まれるため、アメリカでは「安上がりな高血圧対策」として注目を集めています。NO_3は舌に住む細菌によって亜硝酸（NO_2）に変換され、NO_2は胃の中で、野菜に含まれるビタミンＣやポリフェノールなどの抗酸化物質の助けでNOに変換されます。

つまり、硝酸塩と抗酸化物質の豊富な野菜は、血中のNOを増やして血圧を下げる効果があるのです。

血管を守り貧血を予防する葉酸も、レタスやほうれん草などの野菜に豊富です。葉酸は食物繊維の豊富な海藻類、キノコ類にも含まれます。

１日に食べる量の目安は、色々な野菜に１～２種類の海藻やキノコを加えて３５０

g以上、5〜6皿程度です。

例えばほうれん草のお浸しのような茹でた野菜なら小鉢一つで一皿、生野菜のサラダなら中皿にこんもりもった量で一皿、根菜や海藻たっぷりの具沢山味噌汁1杯で一皿と考えてください。

豆類も毎日手のひらに乗る程度の量をお勧めしますが、甘い煮豆ではなく、サラダやスープのように、砂糖を使わない調理法を選んでください。

■果物は賢く食べて糖分を抑制！

果物はどれも同じ健康効果があるわけではありません。食べる種類、量、タイミングによって健康効果が大きく変わります。まずはバナナとぶどうを比べてみましょう。

100gのバナナのカロリーは86kcal、ぶどうは59kcal、炭水化物の量はバナナ23g、ぶどう18gなので一見バナナの方が糖分高めのように見えますね。ところが違うのです。83ページの表をご覧ください。

一般的なぶどうの場合、含まれる炭水化物18gのうち16gが砂糖、つまり果糖8g

とブドウ糖８ｇで、食物繊維はたったの１ｇです。

高級なぶどうだと糖度20％以上のものまであります。

ぶどうは皮ごと食べても食物繊維がほとんどないため、高級ブランドの巨峰７粒程度（１００ｇ）で、20ｇの砂糖を飲むのと同様の反応が起こります。一般的なぶどうでも糖分は16％ですから、１００ｇのブドウを食べるだけで、１００㎖の炭酸飲料（11〜13％）を飲むよりもずっと多くの液体の砂糖を摂取することになるのです。

一方のバナナですが、熟していない青いバナナの場合、炭水化物のほとんどがレジスタントスターチという消化できないデンプン質で腸内微生物の餌になります。

熟成とともにレジスタントスターチは分解されてブドウ糖などの糖分に変わるため甘くなります。熟したバナナ１００ｇの糖分は約12ｇ、食物繊維が３ｇです。

食物繊維が多いバナナはモグモグと食べる必要があります。ぶどうのように、噛まずにプチッとは飲み込めません。

さらに、巨峰の場合100g相当は8粒、一方中型のバナナ1本（140g）の可食部は84gです。**バナナは1本食べると満足しますが、ブドウ8粒では空腹はおさまらないですよね。**

各地で競って開発されるブランドイチゴにも注意が必要です。イチゴは100g（中粒約7個）で1日に必要なビタミンCの約6割、葉酸の約4割が摂取できるスグレモノです。

ところが、日本のイチゴは甘すぎるのです。

アメリカの一般的なイチゴの糖度は5％、7粒（100g）で約5gの糖分ですが、日本のブランドイチゴは品種改良により糖度が驚くほど上がり、品種によっては平均15％、7粒（100g）食べると15gの砂糖を食べることになるものまであります。

食物繊維が2gあるので実際に吸収する量は下がりますが、食べ過ぎには注意が必要です。

100ｇの果物に含まれる栄養素とカロリーの比較

	アボカド	バナナ	イチゴ	ぶどう
エネルギー	160kcal	89kcal	32kcal	69kcal
たんぱく質	2ｇ	1.1ｇ	1ｇ	0.4ｇ
炭水化物総量	9ｇ	23ｇ	8ｇ	18ｇ
砂糖＋果糖	1ｇ	12ｇ	5ｇ	16ｇ
食物繊維	7ｇ	3ｇ	2ｇ	1ｇ
カリウム	485mg	360mg	153mg	130mg
カルシウム	12mg	6 mg	16mg	6 mg
ビタミンB_1	0.07mg	0.05mg	0.02mg	0.04mg
ビタミンB_2	0.13mg	0.04mg	0.02mg	0.01mg
ナイアシン	1.7mg	0.7mg	0.4mg	0.2mg
ビタミンB_6	0.257mg	0.38mg	0.05mg	0.09mg
葉酸	81μg	20μg	24μg	2 μg
ビタミンC	10mg	16mg	58mg	3 mg

USDA食品データベース（https://fdc.nal.usda.gov/index.html）からの引用

甘くない果物、アボカドは、高血圧予防の強い味方です。

1個（100g）あたりのカロリーは160kcal、お茶碗1杯分のご飯と同じですが、砂糖、果糖を含まないため、血糖も血圧も上げません。

食物繊維、カリウム、葉酸、全てバナナより豊富に含んでいます。さらに、100gで1日に必要な量のナイアシンを摂取できます。

ナイアシンは、血中の中性脂肪や悪玉コレステロールを下げることから心疾患予防に効果があり、高血圧予防効果もあると考えられています。

このように、果物は、糖度と食物繊維の量で健康効果が大きく変わります。食べる量はアボカドも含めて1日1カップ程度です。イチゴ、りんご、柿、バナナなどの食物繊維の豊富なものがお勧めです。

高級ブドウのように、糖度が高く食物繊維の少ない果物は、甘い飲み物と同様、食後に少し召し上がることをお勧めします。

法則4のポイント

★野菜は1～2種類の海藻やキノコを加えて毎食1皿以上、1日に5～6皿と、手のひらサイズの豆類を心がける。

★果物は、食物繊維の多いものを中心に、1カップ程度を心がける。

★甘みの強いブランドフルーツは、甘い飲み物と同様に、食後に味わって適量食べる。

法則5 食事時間を決めて代謝の時差ボケを防ぐ

人類の歴史を振り返ると、電気が発明されるまでの長い間、人々は日の出とともに起き、日暮れまでに食事も活動も終えるため、長い間1日2食で過ごしていました。限られた日照時間を有効に使うために、ほとんどの人が一仕事してから朝食をとり、日暮れまでに夕食を終えていたと考えられます。

私たち人間、ホモ・サピエンスが誕生したのが今から40万から25万年前、電灯が普及したのはせいぜい200年前ですから、今のように日が暮れてから夕食を食べることは、人類の歴史で考えると、突然始まった馴染みのない習慣です。

寝る前の夕食や、夜中のラーメンで睡眠障害、胸焼け、体調不良が起こるのは当然のことなのです。

最近の研究で、**毎日の食事を、昔のように8〜12時間に収めることで脳と体を毎日**

12～16時間完全に休ませると、肥満の軽減、筋肉量増加、質の良い長い睡眠、持久力の増進、慢性病予防、心肺機能の老化防止などが期待できることがわかってきました。

この方法は、一般的にはファスティング（断続的な絶食：IF＝Intermittent Fasting）と呼ばれていますが、科学的には時間制限食事法（TRF＝time-restricted feeding）が一般的です。

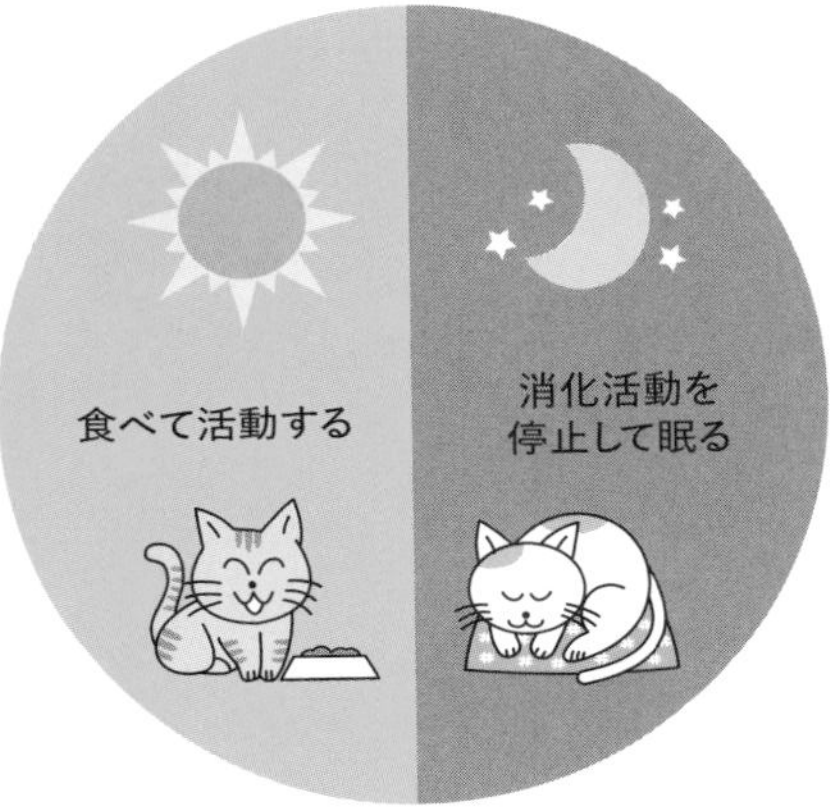

概日リズムは、昼間活動し、夜は全てを停止して寝られるように作られている

例えば、朝食を9時に食べて夕食を5時までに食べ終わり、その後水以外何も口にしなければ8時間TRF、朝食を7時に食べて夕食を7時までに食べ終わり、その後水以外何も口にしなければ12時間TRFです。

逆に日中何も食べずに夕方の4時に食べ初めて、夜中の12時まで食べ続けると、

8時間ＴＲＦのようですが、生体リズムを乱してしまい健康効果は期待できません。

と言うのは、私たちの体内には生体リズムを守る体内時計以外にもたくさんの体内時計があるからです。

私たちの脳にある体内時計は、太陽光などで毎朝リセットされ、24時間の周期で体内活動を制御し、朝起きて、昼間働き、夜寝られる生体リズムをコントロールしています。

これをマスタークロック（体内時計の親分）と呼びます。

脳内にあるマスタークロックが、周りの環境にうまく適応しないと、皆さんも海外旅行でご経験がある、時差ぼけが起こります。

この時差ぼけが食べ方次第で日常でも起こるのです。

体内にはマスタークロック以外にも、細胞一つ一つに、また、腸内微生物の中にも独自の体内時計があります。

1日の中で食べ物を口にする時間が長くなると、それぞれの細胞の勤務時間のズレから時計に誤差が生まれ、いわゆる「代謝の時差ボケ」が起こります。

忙しい現代人は、長距離通勤と長時間労働で、食事時間帯を14時間以上に延ばして代謝の時差ボケを作る傾向にあります。

例えば、朝食を7時にとり、夕食を9時から食べ始めると、食事時間帯を14時間以上です。食べたものの消化・吸収、代謝、肝臓からの栄養素の輸送と、各細胞での栄養素の取り込みなどで、体全体と、腸内微生物はバラバラの時間帯で残業を強いられます。

たった1回でも、夜遅くに食べて寝ると、その日の睡眠の質は下がります。

寝ている間にも、消化器官と代謝システムが残業するため深い睡眠が妨げられるからです。長く続くと、本来休む時間に働かされる臓器は、どんどん疲弊して老化していきます。

代謝の時差ボケから、肥満しやすくなり、心肺機能が老化、血圧も高くなります。

通勤時間が長い人、どうしても夕食が遅くなる人へのお勧めは、**朝食を遅らせることです。**

昔の人は一仕事終えてから朝食をとっていました。同じように、朝起きて（無糖の）ブラックコーヒー、お茶、水だけで家を出て、朝10時ごろに朝食をとる習慣をつけると、夕食が少々遅くなっても12時間以内に済ませることができます。

その場合の夕食は、野菜中心の軽めのメニューにすると、睡眠の質を上げ、より効果的に高血圧を予防することができます。

法則5のポイント

★食事時間を8～12時間に制限することで、代謝の時差ボケをなくす。

★身体中の体内時計に誤差がないと、睡眠の質が上昇し、肥満、高血圧、心疾患などのメタボリックシンドロームの予防になる。

法則6

隠れ砂糖に騙されるな。肉じゃが、照り焼き、焼肉のたれの共通点と加工品に問題あり

和食がユネスコ無形文化遺産に登録され、日本の伝統的な食文化を見直し、継承しようとする機運が高まっています。

ユネスコが和食を評価した理由には、おもてなしの文化、新鮮で多様な食材とその持ち味の尊重、季節感の演出、一汁三菜を基本とする食事形態が栄養バランスをとりやすいなどが挙げられます。

古来日本の調味料は、鰹節、昆布、酒、塩、梅干し、酢、塩などです。

味噌は室町時代に、醤油は江戸時代初期に、現在のような形で調味料として使われるようになりますが、砂糖は高価過ぎてなかなか料理の調味にまでは使えなかったようです。

江戸後期になってようやく江戸っ子好みの濃厚な味を作るために濃口醤油と合わせて使われはじめましたが、関西ではあまり使われなかったようです。

和食で照りと甘みを加える調味料といえばみりんです。

みりんは、焼酎に米麹と蒸した米を加えて糖化させた、味に深みのある甘味料です。**みりんと砂糖の決定的な違いは、みりんは果糖を含まないことです。**

果糖を含まないみりんは、甘すぎず、素材の味を殺しません。ほどほどの量を使う限り、砂糖のように塩との相乗効果で血圧を上昇させることもありません。

和食は元来きちんと下ごしらえした素材を、昆布や鰹節でとっただしと最小限の調味料で食材の味を引き立てるように調理することが基本だったと考えます。

では今の一般的な家庭での和食、ランチの定番、スーパーで売られるお惣菜はどうでしょうか？

家庭料理の代表的な献立、例えば肉じゃが、筑前煮、きんぴらごぼう、卵焼き、煮魚、チラシ寿司、酢の物など、ほとんどのものに砂糖が入っています。
ランチの定番、生姜焼き、牛丼、照り焼き、麺類のだしは、どれも砂糖と醤油で味付けされています。

牛肉を砂糖と醤油で濃く味付けしたものを大和煮と言うように、今や醤油と砂糖を合わせた甘辛い味が和食を乗っ取ってしまっているのです。

つまり、ユネスコが称賛する和食と、私たちが日常食べる和食は、全く異なるものなのです。

そして、この甘辛い味が高血圧の原因になります。

甘辛い味は醤油と砂糖で作られています。
醤油の成分である塩は塩素とナトリウムに分かれて、砂糖は果糖とブドウ糖に分かれて小腸から吸収されます。
1章でお伝えしたように、砂糖と塩を同時に摂取すると、果糖の影響で、小腸での塩素とナトリウムの吸収が促進されるとともに、腎臓でのナトリウムの再吸収も促進されることから、食後血圧が上がることがわかっています。

調味料や加工品を買うときに、成分表示をご覧になってください。ずらりと並んだサラダドレッシング、ソース類、めんつゆ、みりん風調味料などのほとんど全ての調味料に、**砂糖、ショ糖、果糖ブドウ糖、異性化糖、などの糖分**が入っています。

特にみりん風調味料は、うまみ調味料と果糖ブドウ糖で味付けした、本当のみりんとはかけ離れた調味料なのです。

インスタント・レトルト食品にも、塩分に加えて味をまろやかにするための糖分が入っています。

ご飯や麺に混ぜるだけでできる五目ごはんの素、〇〇ライスの素、パスタソースなどは、時短で便利ですが、食べ続けていると、血中の果糖と尿酸が高まり、血管や腎臓、脳にまで炎症が広がっていきます。

すぐ食べられるような加工品は、どれも炎症を起こし、老化を加速させる働きがあることが最近の研究で明らかになっています。

例えば、インスタントラーメン、粉末スープ、スナック菓子、砂糖がたっぷり入ったシリアル、袋入りの甘いお菓子、冷凍のチキンナゲット、アメリカンドッグ、日持ちの良いパン類など、塩分と糖分が高くて必要な栄養素が入っていないだけではなく、**腸内で炎症物質を作る添加物が入っています。**

乳化剤、ポリソルベートは、アイスクリーム、チョコレート、ドレッシング、インスタントラーメンの調味料、マヨネーズ、洋菓子、飴、野菜の漬物、チーズなどに、増粘剤、カルボキシメチルセルロースは、アイスクリーム、ヨーグルト、ソースなどの調味料、飲料、またダイエット用食品などに幅広く使われています。

この2つの添加物は、腸内微生物の構成を短期間で変えて、炎症の原因物質を増やし、高血圧を含むメタボリックシンドロームの原因となる慢性的な炎症を作ることが明らかになっています。

さらに、甘味と塩味のコンボは、満腹中枢を麻痺させて食べ過ぎの原因にもなり、高血圧のリスクをますます高めます。

脳が甘辛い味に慣れて、素材の味を楽しむ力を失う前に対策が必要です。

市販調味料の強いうまみと甘辛い味に慣れ親しんだ脳にとって、薄味の料理はなんとも味けないものに感じます。そこでまずは減塩ではなく、**砂糖を料理に使わない、砂糖が入った料理を注文しない努力から始めましょう。**

ポークソテーをケチャップではなく塩レモンで食べるとか、焼き鳥はタレ焼きではなく塩焼きを頼むなどです。

日本の伝統的な調味料、鰹節、昆布、干し椎茸、酒、梅干し、酢、味噌、醤油、みりんを活用しましょう。

これらの調味料は、熟成から生まれるうまみ成分や、発酵過程で作られるアミノ酸などが含まれていて、素材の味を引き出す力があります。

だからと言って毎日時間をかけてだしを取るのは大変です。

我が家の場合は、粉末状の鰹節、昆布、干し椎茸を常備してだしの代わりに使っています。

鰹節、昆布、干し椎茸の粉末をそれぞれ大さじ2、小さじ1、小さじ1／2程度を500㎖の湯に加え、弱火で1分、火を止めて1分程度置くと美味しいだしができます。

粉が気になる場合は茶腰でこします。そのだしと醤油とみりんを、4：1：1の割合で混ぜると自家製のめんつゆができます。

柑橘類の酸味はクエン酸です。アメリカではクエン酸は、「**サワーソルト＝酸っぱい塩**」という名があるほど塩の代わりによく使われます。

肉や魚の下ごしらえやハーブやガーリックと混ぜて食卓塩がわりに使うことで美味しく減塩できます。

日本では「**良い塩梅**」と言う言葉があるほど、梅干しは調味料として使われてきた歴史があります。

梅干しの酸味もクエン酸なので、同量の塩よりも強い塩味を感じることができます。良い塩梅で梅干しを塩の代用品とすれば、減塩効果が期待できます。

日本には、四季それぞれに香り豊かな香草や辛み、酸味があります。春の木の芽、夏の青シソやミョウガをはじめ、三つ葉、アサツキ、ワサビ、山椒、唐辛子、ゆず、カボス、スダチなどは、減塩・減糖の強い味方です。

法則6のポイント

★市販調味料と加工品は、塩分糖分だけではなく、炎症を起こし、老化を促進する原料や添加物が含まれるので、なるべく生鮮食品を食べる。

★日本の伝統的な調味料を見直し、砂糖を使わない和食で、素材の美味しさを楽しむ。

★香草や辛み、酸味を取り入れて四季を楽しむ。

法則7 高脂肪・高食物繊維食の抗炎症パワーで血圧を下げる

脂質は必要不可欠な栄養素です。

イワシ、サバなどの脂の乗った魚に豊富に含まれるＥＰＡとＤＨＡは、血管だけではなく脳の炎症も抑えて認知症予防にも役立ちます。血液の流れを良くして心臓と血管機能を守り、細胞膜を柔軟にして血圧をコントロールします。

低脂肪にこだわるばかりにカロリー表示のある加工品ばかりを食べていると、塩や糖類の摂りすぎになるだけではなく、栄養不足にも陥ります。

低脂肪食は満足度が低いので、過食の原因にもなります。その結果、血糖値が上がり、肝臓で果糖生産が始まることからサバイバルモードが始まり、肝臓に脂肪が蓄積して、非アルコール性脂肪肝（ＮＡＦＬＤ）を引き起こします。

低脂肪食品には、私たちが生きるために不可欠な必須脂肪酸や脂溶性ビタミン類が含まれません。必須脂肪酸とは、細胞膜やホルモン、脳細胞を作るために不可欠な栄養素ですが体内で合成できないため、不足すれば障害が出ます。

必須脂肪酸にはオメガ3とオメガ6脂肪酸があります。特に高分子のオメガ3脂肪酸、EPAは、優れた抗炎症作用で血液の流れを良くすることで、認知症と心疾患の予防と改善に効果があることが科学的に認められています。

■脂質がないと体が壊れる

私たちの体を構成するすべての細胞の内外を隔てる細胞膜は脂質とタンパク質でできています。脳の60％は脂質で構成され、女性・男性ホルモンやストレスホルモンも脂質の1種、コレステロール分子でできているので、良い脂質には「**体を作る**」と「**体の調子を整える**」働きがあるのです。

不足すると皮膚障害、免疫障害、認知機能低下、骨密度低下、ホルモン異常など多くの障害が出ます。

脂質には、エネルギー源にしかならない飽和脂肪酸と、体に役立つ不飽和脂肪酸があります。不飽和脂肪酸には、オリーブ油に多いオレイン酸などと必須脂肪酸であるオメガ3とオメガ6脂肪酸があり、いずれも血管や臓器の機能を守り、正常な血圧維持に役立っています。

オレイン酸には血中中性脂肪を減少させる、炎症を抑える、コレステロールを下げるなどの効果があると考えられています。

オメガ3脂肪酸には、植物油に含まれるα－リノレン酸と、魚の油に豊富なＥＰＡ、ＤＨＡがあります。

オメガ3脂肪酸は、善玉コレステロール増加、うつ病予防、喘息予防、認知症予防、内臓脂肪減少、新生児の脳機能のサポート、骨密度上昇、炎症軽減、治癒力増強などの数え切れないほどの健康効果があります。

オメガ6脂肪酸は細胞膜を構成するために必要な必須脂肪酸です。

オメガ3とオメガ6の比率は１：４が理想的と言われていますが、こだわる必要は全くありません。

と言うのは、比率にかかわらず、血中にオメガ6脂肪酸が多いとコレステロール値が下がることも知られているからです。**オメガ6脂肪酸が多い種子・ナッツ類には、脂溶性ビタミン、食物繊維など、体に必要な栄養素も豊富なので、ぜひ毎日食べていただきたい食品です。**

オメガ6脂肪酸は、油脂を摂取している限り不足しにくいのですが、オメガ3脂肪酸はとても重要な栄養素であるにもかかわらず、魚介類を食べていないと不足しがちです。

そこで役に立つのが、エゴマ油、フラックスシード油などのα－リノレン酸の豊富なオイルです。

例えば、大さじ1／2杯のエゴマ油をサラダにかけて食べると、4～5gのα－リノレン酸が摂取できます。

代表的な植物油を左の表にまとめました。発煙点とは、煙が上がる温度です。

エゴマ油のように発煙点の低い油は料理には向かないのでサラダや和物にかけてお召し上がりください。

食用油の脂肪酸の比率と発煙点

油の種類	飽和脂肪酸（%）	オレイン酸（%）	リノール酸（%）	α-リノレン酸（%）	発煙点
エゴマ油	8	15	14	63	110℃
アマニ油	9	18	14	53	107℃
ココナッツ油	83	6	0	0	175℃
オリーブ油	14	71	10	1	193℃
ベニ花油	8	75	0	0	212℃
コーン油	13	27	54	1	232℃
ピーナッツ油	17	45	32	0	232℃
キャノーラ油	7	60	18	8	238℃
大豆油	15	21	51	7	238℃
アボカド油	12	68	13	1	249℃

オリーブ油は高温では煙が出てせっかくの栄養成分が壊れてしまうので、揚げ物には向きません。

中華炒めや揚げ物には大豆油、アボカド油、キャノーラ油を、鶏肉や魚のソテーにはオリーブオイルをと、使い分けることで、体に必要な脂肪酸を美味しく摂取できます。

■食物繊維で体を守る

食物繊維は、腸内微生物の餌となることで抗炎症パワーを発揮します。多彩な食物繊維は、ビタミン類、短鎖脂肪酸類、神経伝達物質類などの役に立つ代謝物を作ります。

腸壁から吸収された代謝物は脳を含む臓器に直接働きかけて体調を整えます。

特に、短鎖脂肪酸の中の一つ、酪酸塩（Butyrate）は免疫機能を高める、腸壁を強化する、過食を防ぐ、大腸癌を含む癌を防ぐ、糖尿病や肥満を予防するなどから、高血圧を含む慢性病予防に重要な役割があります。

妊娠高血圧の危険性が高いと考えられている、肥満気味の妊婦２０５人を対象とした研究では、酪酸塩を作る腸内細菌が多い妊婦の血圧が、酪酸塩を作る腸内細菌が少ない妊婦より顕著に低いことがわかりました。

酪酸塩は血糖や中性脂肪を下げることから間接的に血圧を下げるだけではなく、大腸から脳に直接送られて、視床下部を介して交感神経の興奮を鎮静化することで血圧を下げると考えられています。

酪酸塩は、「レジスタントスターチ」と呼ばれる、私たちが消化吸収できないデン

食品100ｇに含まれるれジスタントスターチの量

食品名	レジスタントスターチ（g）
片栗粉（生）	70
コーンスターチ（生）	50
イヌリン	100
菊芋	16〜20
ゴボウ	5〜10
ニンニク	9〜16
アスパラガス（生）	2〜3
玉ねぎ（生）	1.1〜7.5

プンを餌に生まれる微生物の食物連鎖で作られます。

レジスタントスターチには、生の片栗粉、生の米粉、生のコーンスターチ、生の長芋に含まれますが、加熱するとほとんどが消化できるデンプンに変わります。

ところが、ゴボウに多く含まれる食物繊維の一種、イヌリンは、加熱、非加熱にかかわらず、腸内細菌の餌となって、酪酸塩を作ります。

厳密には生の片栗粉が最も効率よく酪酸塩を作るのですが、食事に取り入れやすいゴボウ、菊芋、ニンニクからのイヌリン摂取の方が現実的です。

毎日続けて食べることで酪酸塩を作る腸内微生物を増やしましょう。

法則7のポイント

★カロリーを気にせず、必須脂肪酸の豊富な魚介類、種子・ナッツ類を食べる。
★植物油は、用途に合わせて使い分ける。
★レジスタントスターチで、酪酸塩を生産する細菌を増やす。
★豊富な食物繊維で腸内微生物の多様性と密度を維持する。

法則8 代謝の柔軟性を鍛えて血管の若さを維持する

糖尿病の人は血圧が高い傾向にあることがよく知られています。

その理由には、高血糖で循環血液量が増える、動脈硬化が進展する、交感神経の緊張が高まるなどが含まれます。

糖尿病でなくても、空腹時血糖値が高いとサバイバルモードの慢性化が起こっている証拠です。エネルギースイッチをオフにする努力をしないと血圧が上昇します。

サバイバルモードが慢性化すると代謝の柔軟性が下がります。

代謝の柔軟性とは、エネルギー源を選ぶ力です。

私たちの祖先は、生きるために何時間も獲物を追いかけたり、食べ物を採集したりできるように進化しました。狩や採集には体力だけではなく知力が必要です。

そのため人間は、運動というストレスがかかると肝臓でブドウ糖を作って脳機能を維持し、筋肉は脂肪を優先的に使って、食べない状態でも血糖値を維持できる能力を得たのです。

その能力は私たち現代人にも受け継がれています。しかし、どんな能力も使われな

いと失われてきます。

代謝の柔軟性が低いと内臓脂肪が増えてインスリン抵抗性が発現します。体内の最大の臓器、骨格筋にインスリン抵抗性があると、**血糖値が下がりません。**血糖値が下がらないとさらに多くのインスリンが分泌されて高インスリン血症を起こすことから血圧も高くなります。

脂肪という貯蔵エネルギーが使えないことから、運動すると血糖値が下がり過ぎ、食べると血糖値が上がりすぎるという血糖値スパイクが起きて、法則3でお伝えしたAGEが血管に蓄積、血管が硬く広がりにくくなることから血圧がさらに上がります。逆に、代謝の柔軟性が高いとAGEの蓄積を防げることから血圧が上がらないというわけです。

代謝の柔軟性の大切さを理解してもらうために、サンディエゴ在住の日本人女性の方にご協力いただいて行った実験があります。

30〜50代の女性有酸素運動１時間前後の血糖値の推移

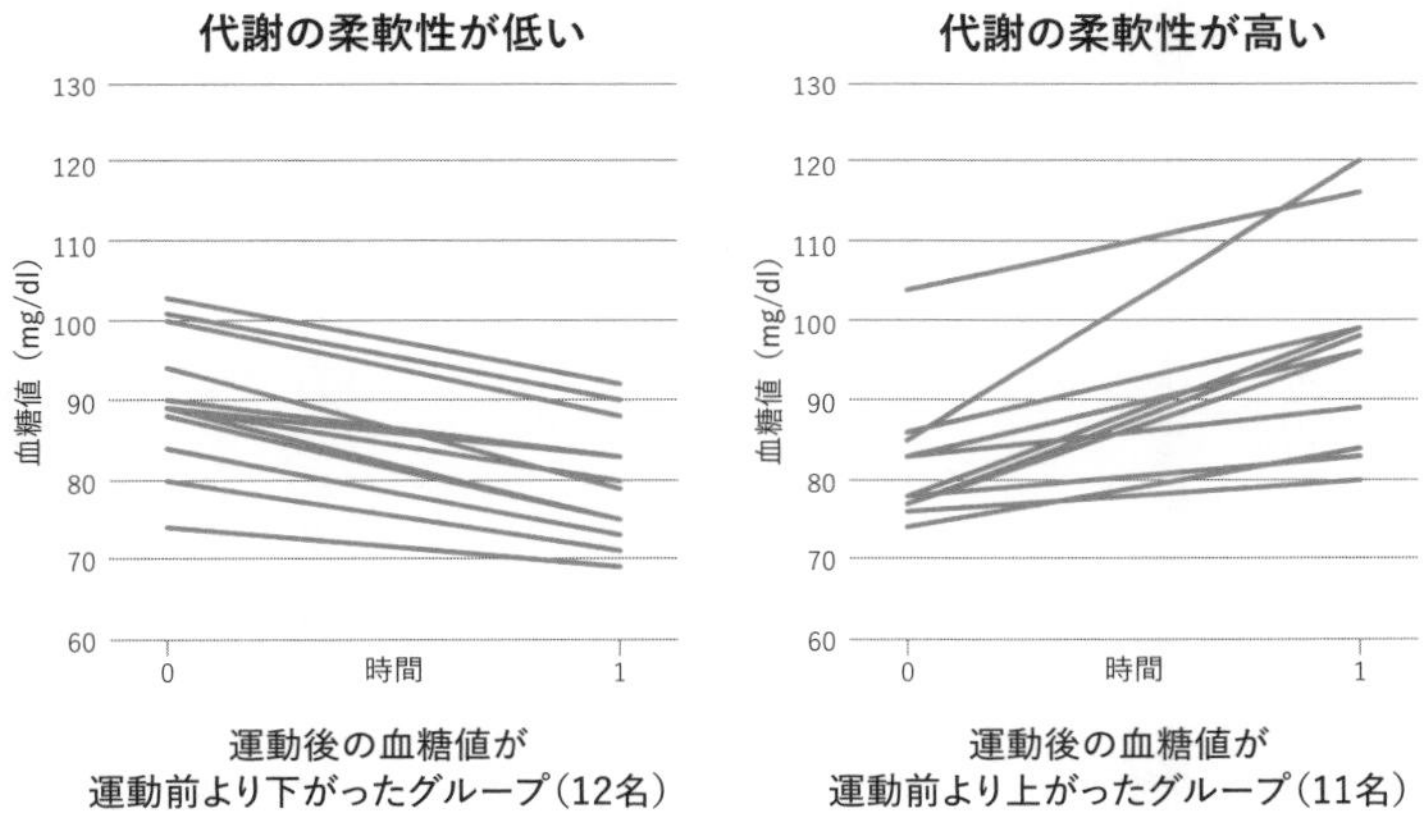

運動後の血糖値が
運動前より下がったグループ（12名）

運動後の血糖値が
運動前より上がったグループ（11名）

その他4名は変化なし

朝食を抜いた健康な30〜50代の日本人女性27名は、朝10時に集合、血糖値測定後、固定自転車、ランニング、グループエクササイズのいずれかで1時間汗を流してもらい、もう一度血糖値を測って運動前と後の血糖値の変化を調べました。

参加者27名中11名の血糖値は、何も食べずに運動したにもかかわらず上昇しました（上の右の図）。

一方、12名の運動後の血糖値は、運動前の血糖値より下がり（左の図）、残りの４名の血糖値は運動前後でほとんど変化しませんでした。

同じ強度の有酸素運動をしても、血糖値が上がる人がいれば下がる人がいるなんて、不思議に思われるかもしれませんが、代謝の柔軟性の違いでこれほどの差が出るのです。

血糖値が上がった11人は代謝の柔軟性が高く、脂肪燃焼で運動できたのでブドウ糖が余って血糖値が高くなりました。血糖値が下がった12人は、代謝の柔軟性が低く、脂肪ではなく血糖を使って運動したため、肝臓が作ったブドウ糖の量では間に合わず、血糖値が下がったのです。

年齢にかかわらず誰でも代謝の柔軟性を鍛えることができます。それを証明するため、60歳の私が「3日間水だけ絶食」中に有酸素運動をしたときの血糖値を紹介しましょう。左の図は、絶食2日目の夜から3日目の夜までの24時間血糖値の変化を表しています。

著者の水だけ絶食3日目の24時間血糖値の推移

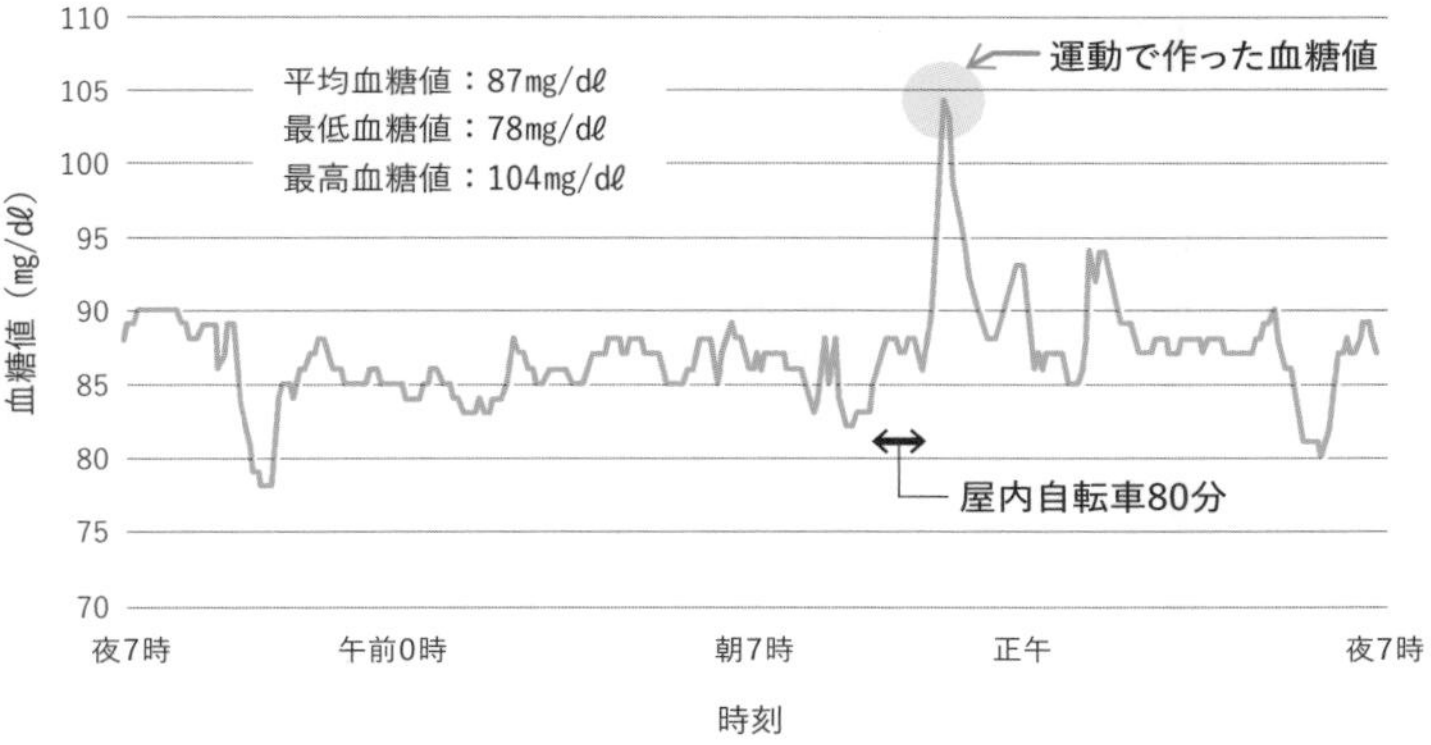

血糖値の最低が78㎎／dℓ、最高が104㎎／dℓ、平均が87㎎／dℓでしたから、正常な空腹時血糖値（60～110㎎／dℓ）です。注目すべきは、**この日の最高血糖値、104㎎／dℓが、80分間の有酸素運動によって作られたことです。**

運動というストレスで、肝臓がブドウ糖を生産したものの、筋肉は脂肪燃焼で働いたことから、血糖値が20㎎／dℓ以上も上昇したのです。

この実験からわかることは、食べなくても血糖値は維持できること、運動すれば血糖は作られること、代謝の柔軟性が鍛えられていれば、血糖を使わずに運動できるので血糖値スパイクが防げる、体脂肪が使えるので肥満しにくい、つまり、糖尿病や高血圧が予防できることです。

代謝の柔軟性が高いと、強度の高い運動や、マラソンのように長時間走ってもバテにくくなります。

脂肪燃焼で大半の活動をまかなえるので、貴重な血糖は、ゴール前の猛ダッシュのためにとっておくことができます。

普段の生活でも血糖値が一定に保たれるため、仕事の効率や学習能力を維持できます。

代謝の柔軟性が悪いとバテやすくなります。

血糖という限られた燃料だけで生活するのですぐにエネルギー切れを起こします。

そのため、朝食を抜くと、頭痛がしたり、仕事の効率が低下したりします。

空腹時血糖値が高く、血糖値スパイクが起こりやすいことから、血糖値だけではなく血圧が上がります。

代謝の柔軟性が下がる原因は食べ物と運動の選択ミスです。

・高いインスリン値↓脂肪分解低下による脂肪酸不足↓血糖で活動

甘いものや炭水化物中心の食生活が続くと血糖値が上昇するため、血糖を下げるホルモン、インスリン値も上昇します。

高いインスリンは体脂肪の分解を阻止するので、エネルギー源は血糖のみになってしまい、代謝の柔軟性が下がります。

・インスリン抵抗性↓高い血糖値↓血糖で活動

骨格筋や肝臓のインスリン抵抗性が高まると血糖値が下がりません。

高い血糖値でサバイバルモードが慢性化することから安静時でも脂肪燃焼できなくなります。

・糖分・塩分過多↓高い尿酸値↓NO生産阻害＋有酸素性代謝低下↓血糖で活動

濃い味付けや甘い飲み物、毎日のスイーツで増加する果糖と尿酸も、代謝の柔軟性を下げる原因です。

高い果糖値と高い尿酸値は、血管拡張に必要なNO生産を阻害して、酸素と脂肪酸の輸送を遅延させ、ミトコンドリアに酸化ストレスを起こして、有酸素性代謝を低下させるからです。

・運動時の補給過多→高い血糖値→血糖で活動

低血糖になることを恐れて、運動時にいつもスポーツドリンクやエナジーバーで糖分補給をしていると、脂肪燃焼の必要がないため、代謝の柔軟性は低下します。

・強度の高い運動→解糖系主体の代謝→血糖で活動

短時間で汗だくになるような強度の強い運動をしても代謝の柔軟性は鍛えられません。

というのは、強度の強い運動は、ミトコンドリアを使う有酸素運動ではなく、解糖系を使う嫌気性運動だからです。

・座りすぎ→毛細血管・ミトコンドリアの減少→有酸素性代謝低下→血糖で活動

法則10で詳しくお伝えしますが、１日の大半を座って過ごすライフスタイルで毛細血管が減り、筋肉は萎縮します。

代謝の柔軟性は、体内の最大の臓器、骨格筋のミトコンドリアの数と機能によって決まるので、筋肉が減るとミトコンドリアの数も減り、代謝の柔軟性も下がります。

代謝の柔軟性を高めるためには、これらの逆をすれば良いのです。

例えば、甘いものと甘い飲み物を制限することで食後インスリン値の急上昇を防ぎ、長期的にはインスリン抵抗性と高インスリン血症を改善します。

濃い味付けや尿酸値を上げる食品を制限して毛細血管とミトコンドリアの機能を守ります。

■脂肪燃焼の連鎖を鍛える

体脂肪を分解して利用する力を高めるため有効な方法は、朝食前の有酸素運動です。

全く運動していない人は、朝食前にとりあえず動くことから始めましょう。
朝食前に、動くことで脳にストレスを与え、使われていなかった脂肪燃焼の連鎖反応を目覚めさせるのです。

第一段階は、朝食を30分遅らせて、その間にチョコチョコ動きましょう。朝日を浴びて散歩することが理想的ですが、外に出なくても、掃除や洗濯などの家事でも結構です。

朝食前に「動く」ことで脳にストレスを与えることが重要です。

法則6でお伝えしたように、昔は朝食前に一仕事することが当たり前でした。
朝食前の運動は、その能力を覚醒させる方法です。

30分程度の軽い有酸素運動ができた人は、早歩きに変えましょう。
息が上がるけれども、おしゃべりができる程度のペースが最も脂肪燃焼力を高めます。

もっと長く歩きたい人は、早歩きを混ぜたインターバルトレーニングで1時間程度歩いてください。

代謝の柔軟性の改善は、朝食前に運動しても、不安感や頭痛を感じないことで実感できます。安静時に脂肪燃焼ができるようになるため、食事を変えなくても痩せ体質になります。

体重変化がなくても、内臓脂肪が減って、お腹周りがスッキリしてきます。ここまで来れば代謝の柔軟性が向上していること間違いなしです。

法則８のポイント

★朝食前に活動することで脂肪燃焼が得意な体を作る。

★朝食前の運動で有酸素性代謝と血管柔軟性を鍛えると高血糖・高血圧予防になる。

法則9 味覚を鍛えて尿酸値を下げる

果糖が高血圧のイニシエーターになることを表した29ページの図を覚えていますか？　あの図に、1章の後編でお伝えしたことを加えると左のような図になります。

原因にかかわらず尿酸値が上昇すると、高血圧や痛風だけではなく、メタボリックシンドロームのリスクが上昇するのです。そして、尿酸値を直接上げることができる要因は、和食に欠かせないうまみ成分の過剰摂取なのです。

うまみは5つの基本味（甘味・酸味・塩味・苦味・うまみ）の1つです。

和食の味を引き立てるうま味物質の代表格は昆布のうまみの素、グルタミン酸です。グルタミン酸はたんぱく質を構成する20種類のアミノ酸の中の1つですから、肉・魚・野菜・果物・海藻類などの、ほとんど全ての食べ物に含まれています。

グルタミン酸は核酸系のうまみ成分と合わせることで「うまみの相乗効果」を生み、

様々な理由で尿酸値が上がると慢性病のリスクが上がる

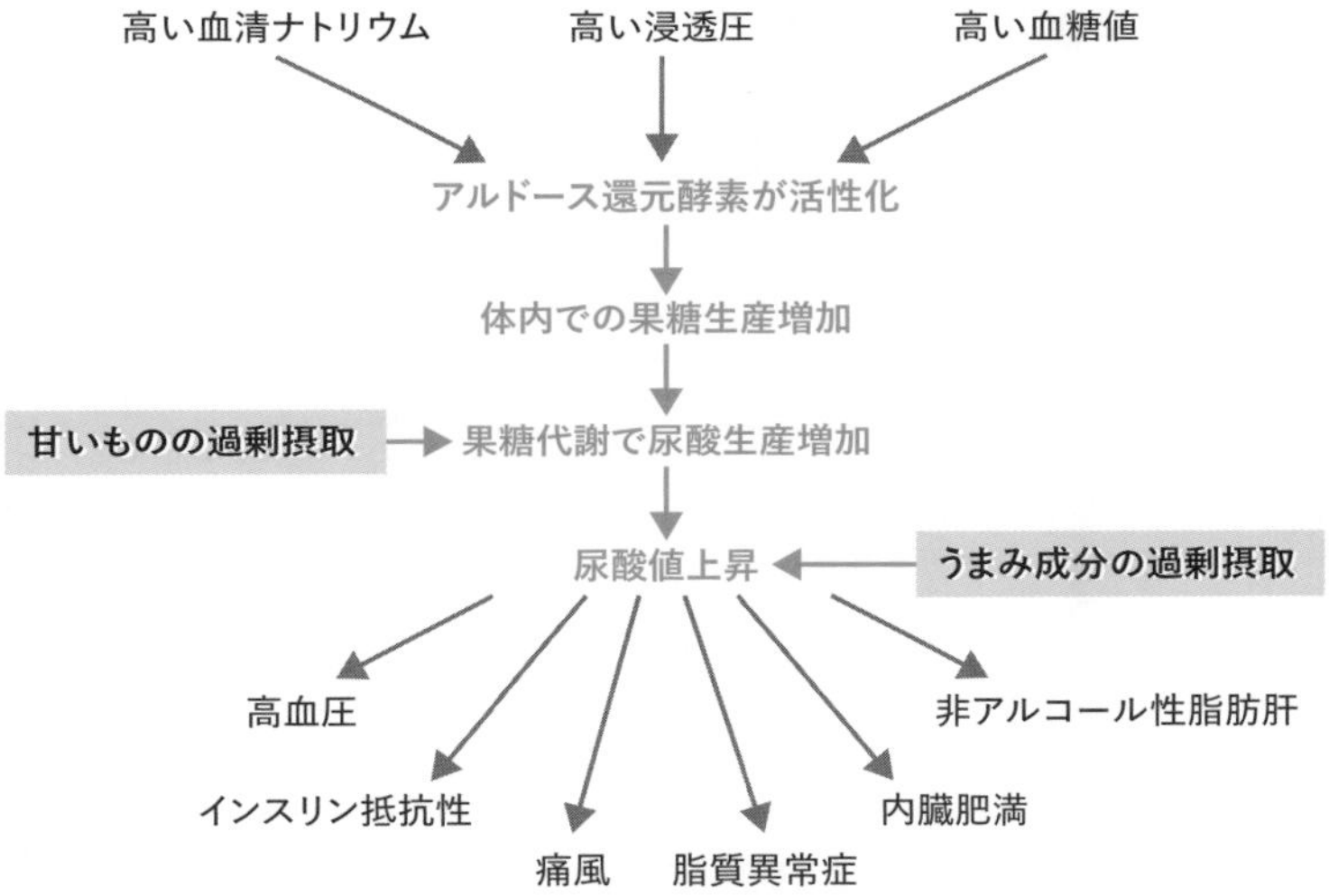

食材の美味しさを飛躍的に高めます。

核酸系のうまみ成分には、イノシン酸、グアニル酸、アデニル酸があります。

イノシン酸は魚や肉類に、グアニル酸は干しきのこ類に多く含まれています。

鰹節のうまみ成分は、アデニル酸（ＡＭＰ）とイノシン酸、干し椎茸のうまみ成分は、グアニル酸です。

法則６で、粉末の鰹節、昆布、

干し椎茸をお勧めしたのは、核酸系のうま味成分の過剰摂取で尿酸生産を加速することを防ぐためです。どういうことか説明しましょう。

市販のだしやめんつゆは、たとえ「化学調味料・保存料無添加」と書かれていても、**濃縮したうまみ成分が入っています。**

核酸系のうまみ成分とは、プリン体のことですから、市販の出汁やめんつゆはプリン体が多い食品と言えます。

日本土産にいただいた、国産・無添加で人気の高い、アルミ袋入りだしパックを例にお話ししましょう。原材料名には、「鰹節、焼きあご、うるめいわし節、こんぶ」などの天然のものと共に、「煮干しエキスパウダー、でんぷん分解物、酵母エキス、発酵調味料」などの加工調味料が名を連ねます。

どんな味かと袋を破って中身を舐めた途端、強烈なうまみを感じました。天然素材では絶対に出せない味です。

いわゆるうまみ調味料といえば、グルタミン酸ナトリウム（ＭＳＧ）が有名です。

うまみ大好きの日本人のグルタミン酸消費量は、世界でも突出しています。１９９０年代の調査によると、イギリス人の摂取量は１日に平均０・６ｇであるのに比べ、日本人の摂取量は１日に平均１・２～１・７ｇ、多い人は１日平均10ｇものグルタミン酸を摂取しているそうです。

これほどの量を自然食材から摂取するのは不可能です。

おそらく多くの日本人は、だしパック、めんつゆ、インスタントラーメン、スナック菓子などに加えられたＭＳＧやエキス類で、グルタミン酸を知らず知らずのうちに過剰摂取していると考えます。

グルタミン酸は核酸ではないので、尿酸の原料にならないのですが、過剰摂取すると、肝臓で尿酸生産を促進することが動物実験でわかっています。

口に入れた途端「美味しい」と感じる、煮干しエキス、鰹節エキス、酵母エキスなどは全て濃縮されたプリン体、尿酸の原料です。

酵母とは、ビール、ワイン、ウイスキーなどの酒類や、味噌、醬油等の調味料、パンの発酵に欠かせない微生物で、私たちの食生活の中で非常に重要な役割を果たしています。

酵母エキスと聞くと、なんだか健康そうに聞こえますが、濃縮されてエキスとなった酵母はプリン体の塊、高い尿酸値の原因になる加工調味料です。

酵母はもともと核酸が豊富です。

酵母エキスは、核酸がたくさん詰まった酵母を培養増殖させて乾燥した物なのでプリン体の塊に変貌します。

カップラーメンやインスタント・レトルト食品、加工食品、スナック菓子など多くの加工品に使われているので、日本人には馴染みの味になっています。

逆にいうと、酵母エキス、MSG、その他のエキス類の強烈なうまみに慣れた人には、天然素材で作っただしを薄く感じるため、市販の調味料に手が伸びるというわけです。

ですから、法則6でお伝えしたように、日本の伝統的な調味料、鰹節、昆布、干し椎茸、酒、梅干し、酢、味噌、醤油、みりんで「味覚のリハビリ」をして、天然のうまみを味わう力を取り戻すことが高血圧予防には重要です。

健康診断の検査結果に記入されている「尿酸値」や「血清尿酸値」には、7・0mg／dℓまでは基準値内と書かれています。その理由は7mg／dℓを超えると尿酸が結晶化する傾向があるからです。

例えば法則2で登場した体重60kgの男性の場合、血液量は4800mℓでしたね。1dℓは100mℓなので、この男性の場合、血中の尿酸が7の48倍、336mgまでは関節で結晶化して痛風になる危険性はないがそれ以上だと危ないということになります。

酒類の中で、最もプリン体が多く大量摂取しがちな飲み物が酵母をたっぷり含んだビールです。

350mℓのビールには、ウイスキー1杯分（40mℓ）の100倍、120~300mgのプリン体が含まれます。もし体重60kgで尿酸値が7・0mg／dℓの男性が300mgのプリン体を含むビールを飲んで、含まれるプリン体が全て尿酸生産に使われたなら痛い痛風が待っていると言うわけです。

スポーツやサウナで汗をかいた後の冷たいビールは最高ですね。でももし水分補給を怠ったままでビールを何杯も飲むと、痛風を発症しなくても確実に血圧は上昇します。

法則1でお伝えしたように、脱水は体重の1％以上の水分を失った状態で起こります。

運動による発汗で失う水分量は人によって異なりますが、気温32度、湿度60％以下でのテニスプレイヤーの1時間にかく汗の量は、女子で0・7〜1・4リットル、男子で1・2〜2・5リットルという報告があります。

今までで最も多く汗をかいた記録を持つ人は、1984年のオリンピックに出場したマラソン選手、Alberto Salazarで、1時間に3・7リットルもの汗をかいたそうです。

体重60kgの男性が１・２リットルの汗をかくと、体重の２％の水分を失った計算になります。

脱水により浸透圧が高くなるとエネルギースイッチがオンになってサバイバルモードが始まり、肝臓で尿酸が生産されます。

そこでビールをがぶがぶと飲めば、もうすでに始まっている尿酸生産ラインに尿酸の材料となるプリン体を送り込むようなものです。

1章でお伝えしたように、プリン体が核酸に再生されて尿酸生産に使われなければ、作られる量が排泄できる量を超えないので尿酸値は上がりません。

プリン体の運命を決めるのが、肝臓内に存在する、エネルギースイッチです。

１１９ページの図に表したように、高い血清ナトリウム、高い浸透圧、高い血糖値は、肝臓のアルドース還元酵素の活性を高め、血糖を果糖に変換します。

砂糖やソフトドリンクで摂取した果糖と体内で作られた果糖の合計が増えすぎると、果糖代謝で細胞内のＡＴＰが枯渇、肝臓のエネルギースイッチがオンになって、アクティブモードからサバイバルモードへと切り替わり、プリン体の再利用が阻害されて尿酸生産が活性化、尿酸値が上昇して血圧が上がります。

つまり、運動やサウナで大量に汗をかく場合、ビールを飲む前に、法則１の要領で失った水分を補給して浸透圧の上昇を防ぐことが重要です。

肝臓のエネルギースイッチがオンにならなければ、プリン体が尿酸の原料になることを防げるからです。

法則9のポイント

★無添加でも天然の味ではない調味料に注意する。
★加工品に頼らずに、日本の伝統的な調味料で「味覚のリハビリ」をして、天然のうまみを味わう力を取り戻す。
★脱水状態でビールを飲まない。

法則10 週末の運動より毎日の座り方で効果をあげる

法則８でお伝えしたように、朝食前に運動することは、代謝の柔軟性を高めるために大変重要なのですが、それだけでは防げないリスクがあります。

それが、「じっとしている時間」によって高まる肥満、糖尿病、高血圧、心疾患、脳卒中、うつ病、認知機能の衰えなどの慢性病のリスクと寿命が縮むリスクです。


以前は、ウォーキングやジョギングなどの有酸素運動を毎日1時間程度続けている人は「活発で健康」と考えられていました。

ところが今では、たとえ毎朝1時間走っていても、それ以外の時間を座って過ごす人、特に座りっぱなしの人は、年齢にかかわらず慢性病で寿命が縮むと考えられるように変わりました。


農業や運送業のように体を使う業務についていない限り、ほとんどの人が毎日9時間以上座って過ごしています。

定期的に運動する習慣があっても、1日に座っている時間の合計が長くなると、慢性病で寿命が縮むことが、オーストラリアの調査で明らかになりました。

約22万人の45歳以上の人を４年間追跡調査した結果、平日の１日に座っている時間の合計が８～11時間の人は、４時間未満の人に比べて死亡リスクが15％上昇し、11時間以上座って過ごす人の場合は40％も高くなっていたのです。

座ってくつろぐ典型的な例として、テレビの視聴時間と死亡リスクの関係を調べた報告があります。８８００名の25歳以上の人を７年余り追跡調査した結果、テレビを１日４時間以上見ている人は、１日２時間未満の人よりも死亡リスクが46％高く、心血管疾患に限定すると、死亡リスクは80％も高かったのです。

さらにこのデータ分析を進めたところ、テレビを座って１時間視聴するごとに平均余命が22分短くなるという結果が出たのです。
単純計算だと、１日３時間座ってテレビを見ていると、毎日１時間ずつ余命が短くなる計算です。

別のメタデータ分析からは、テレビの視聴時間が１時間延びるごとに上の血圧が

0・06㎜Hg、下の血圧が0・20㎜Hg上昇し、座る時間が1時間長くなるごとに高血圧のリスクが2％上昇するという報告が出ています。

つまり、座ってテレビを見るというごく普通の習慣が、寿命の長さや高血圧に関わっているのです。

さらに、アメリカの調査では、座る合計時間だけではなく、座りっぱなしの習慣で死亡リスクが高くなることが明らかにされました。

この調査では、45歳以上の参加者約8千人に、4日間連続で1日10時間以上、腰に活動量計を装着して生活してもらい、合計時間だけではなく、連続で何分座っているかを調べたのです。

その結果、1度に座る時間が30分以下の人に比べ、1時間以上座る習慣のある人は死亡リスクが顕著に高いことがわかりました。

座る合計時間と、1度に座る時間の長さを含めた分析で、1日に座る合計時間が12時間以上で、1度に座る時間が10分以上の場合が「最も死亡リスクが高い」という結果が出ました。

座りっぱなしの生活習慣で心血管系死亡リスクが上がる
３つの大きな理由

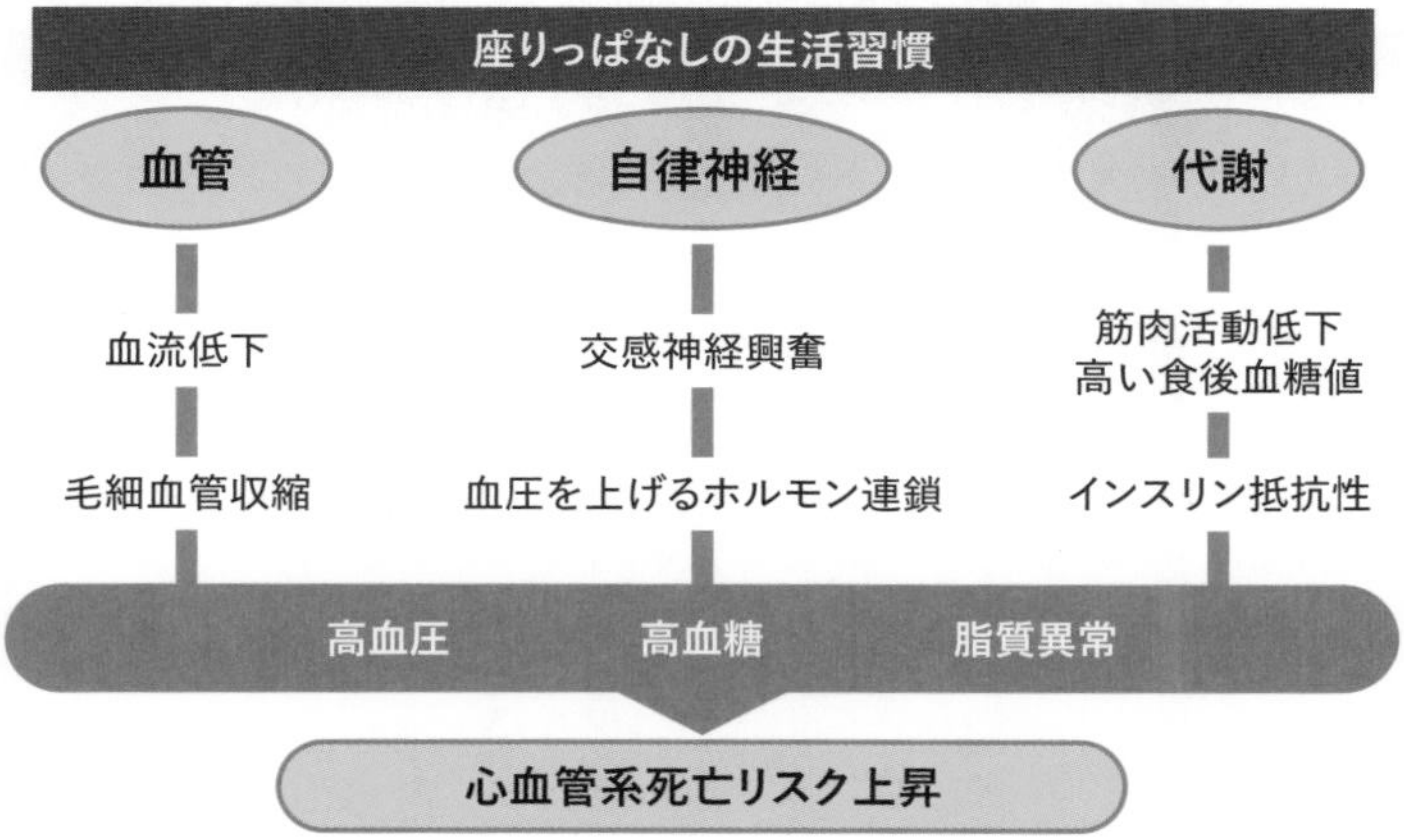

「10分座ることが座りっぱなしになるのか？」という疑問から、さらに分析を続けたところ、1日のほとんどを座って過ごす人が、座る30分を「30分の軽い活動」に置き換えると死亡リスクが17％下がり、「30分の中程度の活動」に置き換えた場合、死亡リスクが35％下がることが示唆されました。

その一方で、座りっぱなしを「断続的に座る」に分けただけでは死亡リスクを下げることはできませんでした。

つまり、座りっぱなしがよくない

と言うよりは、座ることで筋肉を動かさないことが根本的な問題であることが見えてきたのです。

131ページの図に表したように、座りっぱなしで起こるリスクには、大きく分けて血管系、自律神経系、代謝系の3つの流れがあります。

筋肉を動かさないことから起こる血流の低下と毛細血管収縮、交感神経の興奮で始まる血圧上昇のホルモン連鎖、活動量低下によるエネルギー消費量減少でインスリン抵抗性が上がる、などの複合的な影響で、高血圧、高血糖、脂質異常が起こり、心血管系で死亡するリスクが上がると仮定されています。

人間は動く前提で進化した種です。

筋肉を動かすことで血圧や血糖値を正常に保ち、順調な血流で脳機能を守ります。代謝の柔軟性の高いランナーでさえ、毎日一定時間座りっぱなしで筋肉を動かさない生活をすると、筋肉が固くなり、怪我が増え、有酸素性代謝力が低下します。

ましてや、活動量が低く、代謝の柔軟性が低い人が座りっぱなしだと慢性病の発症リスクが上がるのは明らかです。
代謝の柔軟性が低い例として、２型糖尿病と肥満気味の人を対象にした実験を紹介しましょう。

24人の糖尿病患者さんに、８時間座り続ける、30分に１回３分のウォーキングを入れて８時間座る、30分に１回３分の軽い筋トレを入れて８時間座る、という３度の実験に参加してもらったところ、座りっぱなしだった日に比べて、３分ウォーキングを入れた日には平均14㎜Hg、３分筋トレを入れた日には平均16㎜Hg、安静時血圧が下がりました。
同様に、45～65歳の肥満気味の人19人が、20分に１回２分間のウォーキングをしながら７時間座る実験をした結果、平均血圧が上下とも約２～３㎜Hg下がりました。

これらの実験から分かる事は、デスクワークで座りがちな生活をしていても、20～30分ごとに2～3分筋肉を動かす事で高血圧を含む心臓血管病のリスクを軽減できるという事です。

筋肉を動かす目的は、本格的な運動のように体を鍛えるためではないので、気分転換になる程度の「ほどほど」で結構です。

立ち上がって少し歩き回る、足踏みをする、あるいはスクワットなどの軽い筋トレ、ヨガのポーズで足首の筋肉をストレッチなども効果的だと思います。

最後に、我が家の座りすぎ予防対策をご紹介します。

フカフカのソファに座ると立ち上がるのがおっくうになりますよね。

そこで我が家ではソファを撤廃、テレビはヨガマットの上で見るようにしています。

硬いマットは座り続けるには不向きなので、自然に体を動かすようになり、今ではテレビを見る時間はストレッチの時間になっています。

また、私の主人は新型コロナウイルスの影響で在宅勤務になったことを機に、ワンタッチで高さが変えられるスタンディングデスクを購入しました。

長い会議でコンピューターの画面から離れられなくても、立っているのでかかとを上げたり足を動かしたりすることで体調が良くなったと言っています。

法則10のポイント

★長時間座る生活は高血圧のリスクを高めることを認識する。

★20〜30分ごとに2〜3分は立ち上がって筋肉を動かす習慣をつける。

★生活の工夫で座る時間を短くする。

第3章

高血圧に効く食品

3章では、減糖生活と組み合わせることでより血圧を下げる食材の食べ方にフォーカスしていきます。紹介する10個の食材すべてではなくても、どれか一番やりやすいものから取り入れていただいて、効果を実感してみて下さい。

この章で紹介する10個の食品は、それぞれに血圧を下げる働きのある栄養素が含まれているので、組み合わせることでより高い効果が期待できます。

例えば、植物性食品に含まれるビタミンCやポリフェノール類には抗酸化作用があり、魚の油に多い必須脂肪酸の高分子オメガ3脂肪酸、EPA、DHAには抗炎症作用があるため、腎臓、肝臓、血管を炎症から守り、高血圧を予防します。

ビタミンC、E、B_6、リボフラビン、ナイアシン、葉酸、マグネシウム、カリウムの多い食品は、ミネラルバランスのコントロール、血管柔軟性の維持、脂質代謝のコントロールに関わることから血圧を下げます。

ビタミンKとビタミンDは老化に伴い起こる血管石灰化を阻害して高血圧を予防・

改善します。

野菜、海藻、豆類、雑穀に多い食物繊維は、消化吸収速度を緩やかにし、腸内環境を改善することで、高血圧を含むメタボリックシンドロームを予防します。

特に納豆や発酵漬物からは、食物繊維だけではなく善玉菌も摂取できるので、交感神経の鎮静化やちょうど良い免疫力が期待できることから、血圧を下げるだけではなく感染症予防効果も期待できます。

逆に、インスタント麺やレトルト食品で砂糖、果糖、濃縮されたうまみ成分を過剰摂取すると、腎臓、肝臓、血管などで炎症が起こり血圧が上がります。

ご飯だけ、パンだけ、麺類だけ、といった食後高血糖を招く食事も炎症の原因となって血圧を上げ、インスリン抵抗性、脂質異常、内臓肥満などの老化の原因を作ります。

つまり血圧を下げる食生活は、加齢の影響を軽減して、慢性病や感染症にかかりにくくなる食生活でもあるのです。

1　アボカド

■血圧が下がる理由

アボカドは高血圧予防だけでなく心臓や血管の健康のためにぜひ常備して欲しい食品です。

アボカドは、血圧を下げるために働く、ビタミンC、E、K、B_6、リボフラビン、ナイアシン、葉酸、マグネシウム、カリウム、食物繊維、不飽和脂肪酸が豊富です。

ビタミンCとEは血管の酸化ストレスを抑制し、カリウムはナトリウムを尿に排泄することを促し、マグネシウムは血管拡張に関与し、リボフラビンは葉酸とともに有害なホモシステインを無害なメチオニンに変換して、血圧を下げます。

ビタミンB_6、ナイアシン、葉酸は、血中の中性脂肪や悪玉コレステロールを下げることから動脈硬化予防に働き、高血圧を予防します。

■健康にいい理由

アボカドを食べると、豊富な脂肪酸が口の中や胃にある受容体を介して満腹中枢にシグナルを送るので過食を防ぎます。

その上アボカドのカロリーの大半を占めるオレイン酸は、ＨＤＬ（善玉コレステロール）を増やし、心疾患や脳卒中の予防に役立つことが知られています。

甘くない果物、アボカドに含まれる炭水化物の約80％が食物繊維で、砂糖や果糖をほとんど含まないことから、たくさん食べても血糖値を上げません。

食物繊維は腸内微生物の餌となり、微生物が作る代謝物の影響で、免疫力の調整や糖尿病の予防、過食の抑制など様々な健康効果が期待できます。

免疫の恒常性のバランスが良い状態

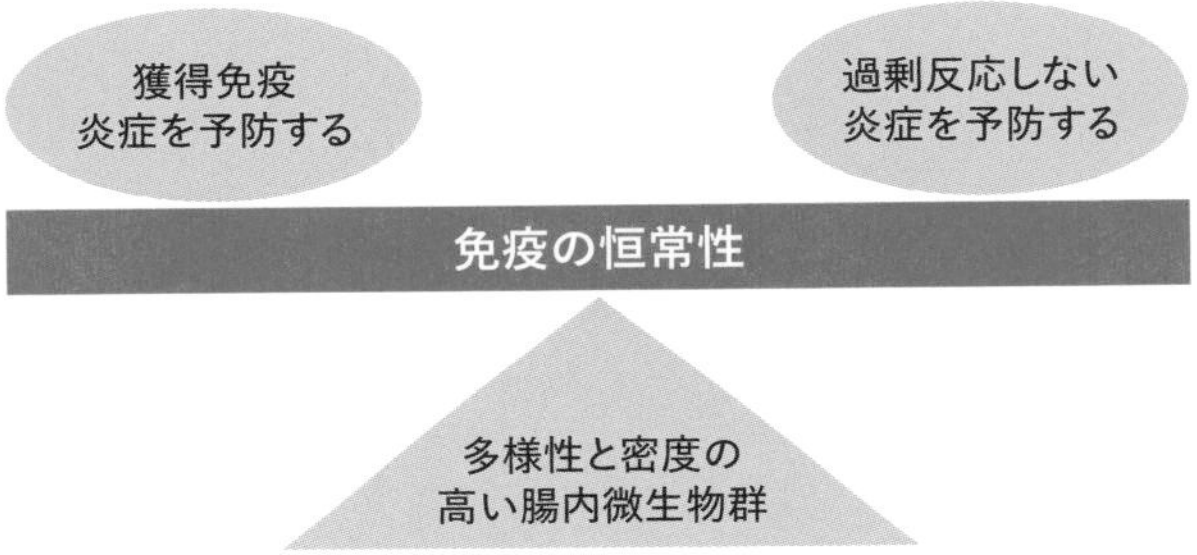

腸内に10～100兆個も存在すると言われる腸内微生物ですが、その密度と多様性は加齢とともに減少することが知られています。

抗生物質投与で腸内細菌が一掃されると血圧が上がることも知られています。

もし高齢者、抗生物質を服用している人、体力を消耗している人が、ご飯、パン、麺類中心の食物繊維の少ない食生活を続けていると、腸内環境が悪くなることから、「免疫の恒常性」が崩れると考えられます。

免疫の恒常性とは、病原菌などの異物を排除する「獲得免疫」を作る強い免疫力と、過剰反応による「免疫の暴走」で正常細胞を傷つけるほど強くない免疫力がバランスを保っている状態を表します。
腸内環境が良いと免疫の恒常性が維持できることから、感染症にかかりにくい上に、アレルギーや自己免疫疾患を発症しにくい「ちょうど良い免疫バランス」を作ると考えられています。

免疫の暴走で起こる自己免疫疾患には、高血圧の原因となる腎炎や、高血圧の発症率が高くなる関節リウマチなどがあります。

加齢や投薬で腸内環境が悪化すると、感染症にかかり易くなり、自己免疫疾患も発症し易くなります。今年（２０２０年）猛威をふるい、世界中を恐怖に陥れた新型コロナウイルス感染症（ＣＯＶＩＤ－19）の重症化も、腸内微生物の多様性と密度が下がり、免疫の恒常性が失われたことが関わっていると考えられています。

ＣＯＶＩＤ－19は、約80％は無症状か軽症で回復しますが、高齢者を中心に約15％は重症肺炎となり、約５％は致死的な急性呼吸促迫症候群（ＡＲＤＳ）という自己免

免疫の恒常性のバランスが崩れると、COVID-19で重症化する

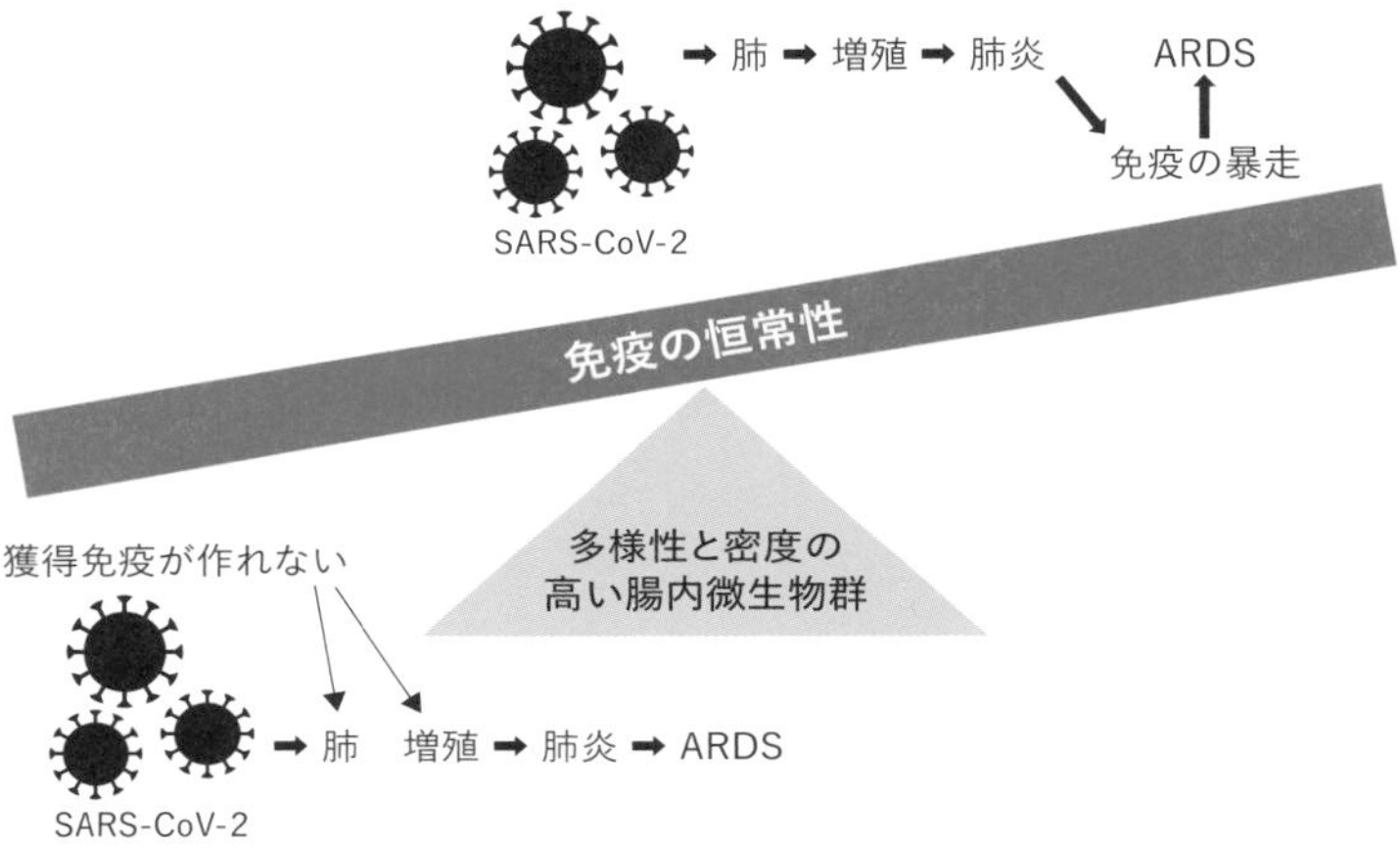

疫症を発症すると考えられています。

食物繊維を豊富に摂取することは、免疫の恒常性のバランス維持につながります。アボカドを含む食物繊維の多い食品は、高血圧予防だけではなく、感染症予防にも役立つのです。

日本人の食事摂取基準（2015年版）では、食物繊維の目標量は、18〜69歳では1日当たり男性20g以上、女性18g以上です。**アボカド1個（100g）で摂れる量は7gなので、1個食べると目標量の1／3以上摂取できる計算です。**

糖分をほとんど含まないアボカドのカロリーの大半は脂質に由来します。小ぶりの1個（100g）あたりのカロリーは160㎉です。

お茶碗1杯分のご飯のカロリーとほぼ同じですから、他の果物に比べて高めですが、組み合わせを間違えない限り太る心配はありません。

アボカド自身は血糖値を上げる成分を含まないので、甘い飲み物や炭水化物のドカ食いをしない限り高インスリン血症にならないので、アボカドの脂質は肝臓で優先的に代謝されてエネルギーになり、体脂肪にはならないのです。

アメリカでの1万8000人規模の統計調査によると、アボカドを習慣的に食べる人は、そうでない人と比較して、内臓脂肪が少なく、心疾患を含むメタボリックシンドロームの発症率が低いことがわかっています。

■おすすめな食べ方

アボカドは、そのままサラダに、ハーブやレモンジュースと共に潰して混ぜてディップに、ヨーグルトと水と共にミキサーにかけてスープに、さらにはイチゴやバナナなどと共に凍らせて、アイスクリームメーカーにかけるとヘルシーなアイスクリームになります。

アメリカではアボカドはオムレツやタコスの具、魚介類のマリネの付け合わせとしても人気があります。

一度に食べきれない場合は、クエン酸かレモン汁をかけてラップで空気を遮断すると変色が防げます。

健康志向の人々の間では、グアカモレというアボカドのディップで野菜スティックを食べることが流行っています。

グアカモレは、潰したアボカドにライムやハーブ類を加えたディップです。グアカモレはヨーグルトを加えると変色せずに2〜3日冷蔵庫で保存可能です。

アボカドは、和食との相性も良く、おでんや味噌汁の具、わさび醤油で刺身がわりに、ワカメの酢の物や冷奴のトッピングにもなります。

バターやチーズの代わりにトーストに乗せたり、ご飯に乗せて海苔で巻いたりすると、満足感があり腹持ちする朝食になります。

2 アーモンド

高血圧は、メタボリックシンドロームという氷山の一角です。

１４８ページの図に示すように、肝臓、骨格筋、脳でインスリン抵抗性が現れると、様々な慢性病のリスクが上がります。

アーモンドを毎日食べる習慣で、血圧を下げる働きのあるビタミン、ミネラル、ポリフェノール、食物繊維を継続して摂取すると、インスリン抵抗性の改善から、他の慢性病の予防にもつながります。

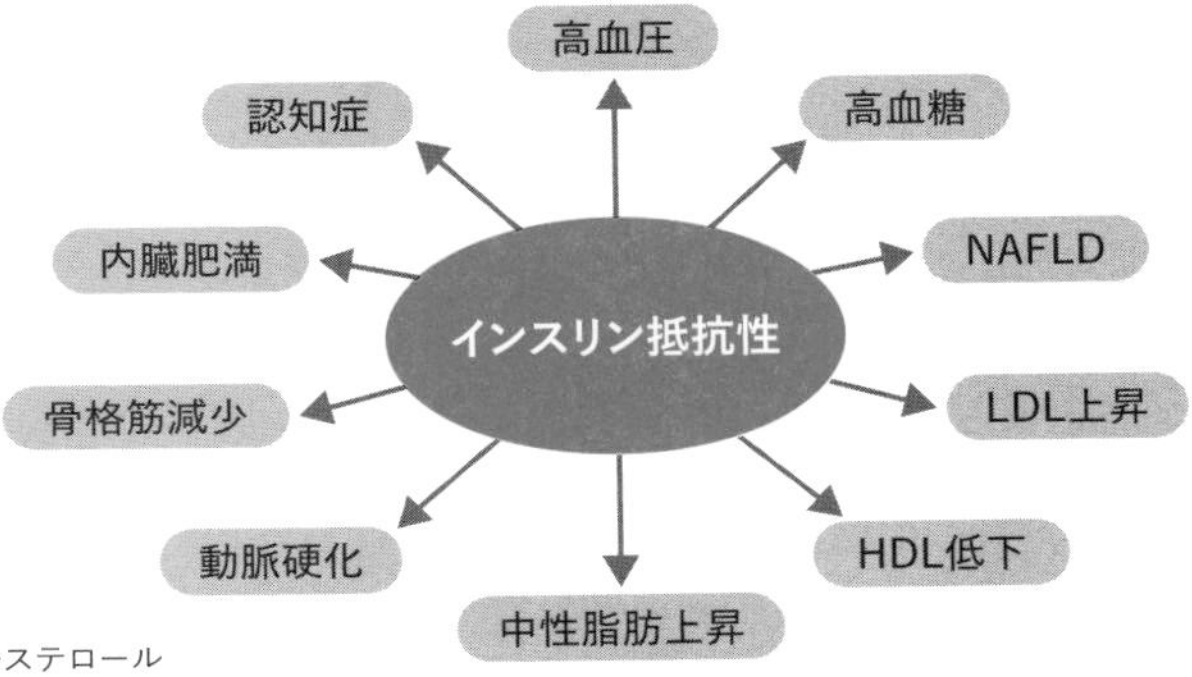

LDL：悪玉コレステロール
HDL：善玉コレステロール
NAFLD：非アルコール性脂肪肝

■血圧が下がる理由

アーモンドはナッツの中で最も多くの食物繊維、ビタミンE、リボフラビン、ナイアシン、カルシウムを含みます。

食物繊維、ビタミンE、リボフラビン、ナイアシンの高血圧予防効果は前述しましたが、**それに加えてカルシウムも血管の拡張と収縮を潤滑にする役割があり、血圧を下げる働きがあります。**

アーモンドにはマグネシウム、不飽和脂肪酸のオレイン酸、必須脂肪酸のリノレン酸も豊富です。

アーモンドの茶色い皮に含まれるポリフェノールには抗酸化作用があります。これらの栄養成分のおかげで、アーモンドを食べる習慣がある人は、高血圧、肥満、脂質異常になりにくいと考えられています。

■健康にいい理由

アーモンドを食事に取り入れることで食後高血糖が抑制されることから、アーモンドは血糖値コントロールにも有効な食品だと考えられます。

種子・ナッツ類全般は糖質が低く食物繊維が豊富です。

特にゴマとアーモンドには血糖値の調節に不可欠な栄養素、マグネシウムが豊富に含まれます。

マグネシウムは糖尿病患者に不足がちな栄養素であることが知られています。

マグネシウムをサプリメントとして摂取することで、高血圧だけではなく、インスリン抵抗性も改善されたという報告もあります。

インスリン抵抗性は、メタボリックシンドロームの根源ともいえる症状です。

痩せていても高い血糖、または高い果糖値のいずれかが続くと必ず発症します。

初期のインスリン抵抗性には自覚症状がありません。知らないうちに少しずつ進行して、脳を含む全ての臓器の機能を低下させ、高血圧、高血糖、脂質異常だけではなく、認知症のリスクも高めます。

■おすすめな食べ方

食べる量の目安は1日に一握り（約30g、約25粒程度）です。この量で約4gの食物繊維が摂れます。

食塩を含まない生のものを選んでください。

アーモンドはそのままでもおやつやおつまみに最適ですが、刻んだり砕いたりしてサラダや和物に加えても美味しくいただけます。

アーモンドには食欲を抑え、食後高血糖を防ぐ作用があるので、スイーツや炭水化物の多い食事の30分前に食べると減糖に効果的です。

丸ごと食べるのは苦手という人には、アーモンドを粉状にひいたアーモンドフラワーやペースト状にしたアーモンドバターが便利です。

アーモンドフラワーは小麦粉の代用品として、パン、クッキー、パイなどの材料になります。アーモンドフラワーというと馴染みがない名前かもしれませんが、スーパーのケーキコーナーで見かける「アーモンドプードル」と同じものです。

アーモンドフラワーには「皮付き」と「皮なし」がありますが、**血圧を下げる目的では皮付きのまま粉砕したものを選んでください。**

アーモンドフラワーの最も簡単な利用法は「どろどろアーモンド」です。アーモンドフラワー1カップに水1／2カップを加えて混ぜて30分ほど休ませると完成です。冷蔵庫で3日程度保存可能で、冷凍もできます。どろどろアーモンドは、パンケーキやドレッシングのベースになります。

パンケーキの素は、どろどろアーモンド1／2カップに、卵1～2個とベーキングパウダー小さじ1／2を加えて混ぜるとできます。

好みでネギ、にら、硬く絞った漬物などを加えて焼くと軽食に、そのまま焼いて果物や生クリームを添えるとヘルシーなおやつになります。
どろどろアーモンド1カップに、ポン酢1／2カップを加えて水で好みの固さに調節するとアーモンドドレッシングができます。好みでおろしニンニクや刻んだシソの葉などを加えてください。

アーモンドバターはバターの代わりにトーストに塗っても美味しいですし、ネリゴマの代わりに白和え、ドレッシング、鍋物のタレなどにも利用できます。

アーモンドフラワーとアーモンドバターはご家庭でも作ることができます。
アーモンドフラワーは生のアーモンドをそのままフードプロセッサーで粉砕するとできます。

アーモンドバターは、アーモンド1カップをフライパンで2～3分空炒りしてから、大さじ2のオイル（例えばエゴマ油）と共にフードプロセッサーにかけます。粉状になったところで30分ほど休ませて油を引き出し、再びフードプロセッサーにかけバター状に仕上げます。

3 青魚

海に囲まれた国、日本では古くから豊かな海の恩恵を受けて多彩な食文化が発展してきました。特に比較的小型で単価の安い、いわし、さば、さんま、ニシンなどのいわゆる青魚は、高血圧を含む慢性病予防に効果のある栄養素、EPA、DHA、ビタミンDを豊富に含んでいます。

■血圧が下がる理由

脂の乗った魚、魚の内臓、魚卵には、ＥＰＡとＤＨＡが豊富に含まれています。ＥＰＡとＤＨＡはその優れた抗炎症作用で血液の流れを良くすることから血圧を下げる効果も認められています。

左の表にまとめたように、ＥＰＡとＤＨＡは、本マグロのトロ、あん肝、いくらなどに多く含まれています。

とはいうものの、刺身やあん肝を毎日食べるわけにはいきません。そこで、毎日食べられる、安価で料理の幅の広い青魚とその水煮缶が活躍します。

臨床試験70件のメタデータ解析では、1日にＥＰＡとＤＨＡを合わせて2g以上を4週間以上続けて摂取すると、上の血圧だけではなく下の血圧も下がるという結果が出ています。

１００ｇのイワシ、サバ、サンマ、ニシンにはＥＰＡとＤＨＡが合わせて2g程度含まれています。魚の値段は季節や水揚げ高で変動しますから、水煮缶を常備しておくと便利です。

サバの水煮缶（内容総量１８０ｇ）の場合、ＥＰＡとＤＨＡの量は合わせて約４ｇ

魚介類100ｇに含まれるオメガ３脂肪酸、EPA（イコサペンタエン酸）とDHA（ドコサヘキサエン酸）の量

	EPA (g)	DHA (g)	EPA+DHA (g)
かたくちいわし	1.1	0.8	1.9
まいわし	0.8	0.9	1.7
いわし水煮缶	1.2	1.2	2.4
さば	0.7	1.0	1.7
さば水煮缶	0.9	1.3	2.2
さんま	0.9	1.6	2.5
ニシン	0.9	0.8	1.7
ぶり（天然）	0.9	1.8	2.7
タチウオ	1.0	1.4	2.4
アン肝	2.3	3.6	5.9
いくら	1.6	2.0	3.6
本まぐろ（トロ）	1.4	3.2	4.6
本まぐろ（赤身）	0.3	0.1	0.4

文部科学省「脂肪酸成分表編 第２章 第１表」より抜粋

なので、１／2缶食べるとちょうど良い量になります。

魚に多く含まれる、血圧降下作用のあるもう一つの栄養素はビタミンＤです。ビタミンＤというと骨を丈夫にする栄養素というイメージが大きいでしょうが、ビタミンＤの働きはそれだけではありません。

ビタミンＤが不足すると脳機能が低下、肺や腎臓で炎症が起こりやすいなどの免疫不全が起こり、血圧も上昇することがわかっています。

１００ｇのイワシ、サバ、サンマに

はそれぞれ10μg、11μg、19μgのビタミンDが含まれています。ビタミンDは青魚以外にも魚類全般とキノコ類に含まれます。

サンマの値段は水揚げ量によって高騰することがありますが、**イワシやサバは缶詰も含めると、比較的安価に年中手に入る庶民の味方です。**高血圧予防効果が期待できる1日の目安量をそれぞれの魚介類に当てはめると、いわし2尾、サバ一切れ、サンマ1尾、サバの水煮1／2缶程度です。

減塩の観点から塩蔵ではなく生の魚を、缶詰の場合は味噌煮ではなく水煮で、塩分が少ないものを選んでください。

■健康にいい理由

EPAとDHAを豊富に含む魚はたくさん食べても大丈夫です。

70年代の調査では、グリーンランドのエスキモー、イヌイット族は、EPAとDHAが豊富な魚やアザラシなどの脂の多い肉を主食とするため1日平均6～7gものE

PAとDHAを摂取し、ほとんど野菜を摂らない食生活にも関わらず、心筋梗塞による死亡率がデンマーク人の10分の1以下だったという有名な報告があります。

もちろんイヌイットは極端な例ですが、白米、小麦製品などの炭水化物を控えめにする限り脂質の取りすぎで太る心配はないことを証明する論文があります。

5つの臨床試験を総合解析した研究では、カロリー制限なしに高脂質・低炭水化物食を好きなだけ食べる方が、カロリー制限して低脂質・高炭水化物食を食べるより減量に成功するという結果が出ました。

別の調査では、300人あまりの肥満気味の人を2年間観察した結果、カロリー制限を行った低脂質食では2・9kgしか体重が減らなかったのに対し、カロリー制限を行わない高脂質・低炭水化物食では4・7kgの体重減少量がみとめられました。

不思議に思われるかもしれないですが、科学的には当然の結果です。

高脂質・低炭水化物食は食後血糖値を上昇させないのでインスリン分泌も抑制され

ますが、低脂質・高炭水化物食は食後血糖値を上昇させてインスリン分泌を促進、それによって血糖値の最大の消費者である骨格筋がインスリン抵抗性を発現します。
そうなると、食間の血糖値が下がりにくくなり、さらにインスリン分泌が促進されます。インスリン値が高い限り脂肪分解が起こらないのでカロリーを減らしても体脂肪が減らない、つまり痩せにくいというわけです。

減糖している限り、良い油や脂の乗った魚、種子・ナッツ類をたくさん食べても太りにくいので肥満による高血圧のリスクも下がります。

脂の多い魚を食べるとコレステロールが上がると心配される方がいらっしゃるかもしれませんがそれは間違いです。確かに脂の乗った魚は、白身魚に比べて高カロリーですが、魚の脂に含まれるＥＰＡとＤＨＡには、血中中性脂肪を減らし、善玉コレステロールを上昇させる働きがあり、イヌイットの例に見られるように心臓血管病のリスクを下げる効果が認められています。

コレステロールは低ければ良いというわけではありません。逆に、低すぎるコレステロール値は危険だという報告があります。

アメリカの研究で、コレステロールを下げる薬、スタチン（日本の処方薬名は、ピタバスタチン、プラバスタチン、アトルバスタチンなど）服用によって性格が急変した男性が多発したのです。例えば、あおり運転、配偶者への（殺人未遂を含む）暴力など、服用以前にはなかった行動によって離婚や離職など、生活が破綻した例が次々に見つかったのです。

動物実験でも、血中コレステロールが低くなると暴力的になることが観察されています。さらに、25万人のスウェーデンの犯罪者データベースの解析でも、暴力行為で逮捕された人のコレステロール値は他の犯罪者よりも顕著に低かったことが明らかになっています。

日本人の8割はビタミンDが欠乏していると言われています。**その大きな原因は、**

ビタミンD摂取の基準値、日本の目安量とアメリカの推奨摂取量の比較（1μg＝40IU）

日本	18歳以上	5.5μg	（220IU）
	妊婦	7μg	（280IU）
	授乳	8μg	（320IU）
アメリカ	1歳未満	10μg	（400IU）
	1〜70歳	15μg	（600IU）
	妊婦	15μg	（600IU）
	授乳	15μg	（600IU）
	71歳以上	20μg	（800IU）

日本にはビタミンDの推奨摂取量が存在しないため、不足していると自覚する人が少ないからだと思います。日本にあるのは目安量、つまりビタミンD欠乏症のくる病（骨軟化症）予防に足りる量だけなので、上の表に示すようにアメリカの推奨摂取量より大きく下回ります。

特にアメリカでは、71歳以上の高齢者に関しては、日本の4倍近くの摂取が推奨されています。というのは、ビタミンDが不足すると高血圧、感染症、骨折のリスクが高くなることがわかっているからです。

ビタミンDが不足すると免疫の恒常性が崩れ、獲得免疫を作る能力が落ちるだけではなく、外敵へ過剰反応して炎症を起こしやすくなることから、インフルエンザや新型コロナウイルス感染での重症化にも関係していると考えられています。

■おすすめな食べ方

新鮮なイワシ、サバ、サンマの美味しい食べ方で真っ先に思い浮かべるのは塩焼きです。

けれども振り塩だと塩分摂りすぎになるかもしれないので、私がお勧めする方法は2％塩水での下ごしらえです。

まずは小さじ2杯（約10ｇ）の塩を５００㎖の水に溶かして冷蔵庫でよく冷やしておきます。

そこに洗って水気を切った生の魚を数時間から一晩漬けると内部の塩分が約０・５％、お魚の旨みを引き出すちょうど良い塩加減になります。漬け込む時間は魚の大きさで調節してください。

調理する前にペーパータオルでしっかりと水気を取り、魚やきグリルで焼いてください。

ふっくらと美味しい焼き魚ができます。好みでレモン汁、クエン酸、七味唐辛子、山椒、またはほんの少し昆布茶をかけてください。どうしても醤油をかけたい方には、スプレータイプの醤油をお勧めします（お水を飲むこともお忘れなく）。

イワシ、サバの水煮缶は常備しておくと便利です。

そのままでも美味しく食べられますが、玉ねぎの項で紹介する日干し玉ねぎの酢漬けと混ぜてサラダにすると健康効果が上がります。

あるいは缶詰のカットトマトと合わると南欧風のシーフードベースができます。

シーフードベースを耐熱容器に入れてチーズを乗せてオーブントースターで焼くとグラタンに、野菜炒めの仕上げに加えると南欧風の一品料理、イカ、エビ、貝類を加えてサッと煮ると簡単ブイヤベースができます。

4 エゴマ油・アマニ油

エゴマはシソ科の植物で、日本では縄文時代から食べられてきたと言われています。

エゴマ油は、エゴマの種子から絞った油で、他の食用油に比べ類を見ないほど豊富にオメガ3脂肪酸のα－リノレン酸を含んでいます。

構成成分は、63％がα－リノレン酸、14％がもう一つの必須脂肪酸、リノール酸、15％がオレイン酸です。

アマニの英語名はフラックスシード、人類の歴史で最も古くから栽培されてきた作物で、紀元前には「医学の父」と呼ばれるヒポクラテスが腹痛の治療に使ったという記録が残るほどです。

アマニ油にもエゴマ油に匹敵するα－リノレン酸が含まれていて、その構成成分は、α－リノレン酸が53％、リノール酸が14％、オレイン酸が15％です。

■血圧が下がる理由

α－リノレン酸は抗酸化・抗炎症効果があり、血管内皮細胞のNO生産機能を高めて血管を柔軟に保つ働きがあります。

α－リノレン酸とリノール酸の不足は、皮膚炎や脂質異常、高血圧などの不調の原因となります。

α－リノレン酸の一部は肝臓で高分子のＥＰＡ、ＤＨＡに変換されて、多くはα－リノレン酸として炎症を抑え、血管を柔軟にして血圧を下げる効果が期待できます。

脂質異常の男性59人を対象にした調査で、大匙１杯のアマニ油を12週間摂取した人は、大さじ１杯のベニ花油を摂取した人に比べて顕著に血圧が下がったという報告があります。

エゴマ油はアマニ油と同様にα－リノレン酸を多く含むので同様の効果が期待できます。

■健康にいい理由

植物油に豊富に含まれるリノール酸とオレイン酸を多く摂取している人は摂取が少ない人に比べて糖代謝異常の割合が約50％低いことが日本人約1000人の調査でわかっています。

2型糖尿病の原因となるインスリン抵抗性が、α-リノレン酸を8週間摂取することで改善したという報告もあり、エゴマ油とアマニ油を食べる習慣が高血糖予防にも効果的であることがわかります。

油を多く摂取すると太ると思われるかもしれませんがそうではありません。

実は、高脂肪食が体に悪いという考えは、60年代に意図的に作られたフェイクニュースだったことが近年の調査で明らかになっています。

1967年、ハーバード大学の研究者3名が、アメリカの砂糖業界から依頼を受け、今のお金に換算して5万ドル（約535万円）と引き換えに、「心疾患の元凶は（動物性食品に含まれる）飽和脂肪である」と結論づける総説論文を発表しました。

のちに著者の一人がアメリカ農務省、栄養部門のトップになったことから、低脂肪・低カロリーが健康食の代名詞となり、砂糖と炭水化物ばかりの加工品がアメリカ市場に広がりました。

それと同時にアメリカでは年々肥満率が上昇、アメリカの疾病管理センターの発表によると、２００８年には大人の64%、子供の17%に達しました。

日本もこの影響を受けて、低脂肪食が健康に良いという間違った考えが定着したというのが実情です。

もちろん、ベーコンや脂身の多い肉類ばかり食べることはお勧めしませんが、減糖しながらの良い油脂類の摂取は、高血糖、高血圧を予防・改善する効果があります。

■おすすめな食べ方

エゴマ油とアマニ油は酸化しやすいので開封後は冷蔵庫で保存して、１ヶ月を目安に早めに使い切りましょう。

熱に弱い油なので調理には不向きです。そこでお勧めの食べ方は、料理の仕上げ、サラダ、ヨーグルトにかけて食べることです。

納豆、ほうれん草のお浸し、味噌汁、冷奴などの油分の少ない献立にオイルをかけると、食品に含まれる脂溶性ビタミンの吸収も良くなって一石二鳥です。

かける量は一人前の場合小さじ1杯（４g）が目安です。一度に食べる量は大さじ1杯程度までと考えてください。

どんな料理にも合いますが、カレーライス、パスタ、牛丼などの食後血糖値を上げる献立に加えることはお勧めしません。

青魚の項でもお伝えしたように、高脂質・低炭水化物食だと体脂肪の燃焼効果がありますが、高脂質・高炭水化物食は、高血圧の原因となる内臓肥満を増やす原因になります。

エゴマ油・アマニ油の健康効果を最大限に活かすためにも、高カロリーであっても食物繊維をたっぷり含んだ食事を心がけてください。

5 本みりん

今では日本料理に欠かせない本みりんは、もともとはほんのりと甘い焼酎のような飲み物として焼酎の製造が盛んだった博多地方で作られたそうです。

豊臣秀吉の伝記「太閤記」（1661年）には、室町から戦国時代にかけて宣教師が布教の一環として、「上戸には焼酎、下戸には味醂酎をもてなし」という記述がある他にも、博多の豪商神谷宗湛が味醂酎を黒田如水、石田三成、徳川家康らへ贈ったという記録もあります。

みりんが次第に料理にも使われ始めたのは江戸時代からで、その頃から現在のような甘みの強い本みりんに変換したとのことです。

■血圧が下がる理由

本みりんには血圧を下げる直接的な成分は見つかっていませんが、動物実験では軽

度の血圧降下作用が報告されています。

さらに、砂糖代わりに料理に利用することで、果糖の摂取量を減らすことができます。

これまでにお伝えしたように血中の果糖濃度を上げない食生活が高血圧を起こさない重要なポイントです。

本みりんと砂糖は甘さの質が違います。砂糖は果糖が作る強い甘味なので素材の繊細な旨味を隠してしまいます。みりんはオリゴ糖とブドウ糖が作る柔らかい甘味なので素材の味と相乗効果を出すことができます。

本みりんは、蒸したもち米に米麹を混ぜ、焼酎を加えることで発酵を止めて、米麹の酵素で米に含まれるデンプンを分解して作られる醸造調味料です。

本みりんの成分は、ブドウ糖やオリゴ糖などの糖類だけではなく、香り成分、アルコール、アミノ酸、有機酸が含まれます。

これらの成分は、食材に、①こくがある複雑な甘みとともに照りやツヤを与える、

②塩や酢をまろやかにする、③煮崩れを防ぐ、④味が染み込みやすくするなどの調理効果があります。

つまり、砂糖を使わずに本みりんで調理することで料理の質が向上して、おいしく減塩・減糖することができるというわけです。

■健康にいい理由

本みりんには食品の劣化を防ぐ抗酸化効果のあるポリフェノール、アマドリ化合物が含まれているので、本みりんは作り置き料理に適しています。

本みりんを加熱することで、この抗酸化効果が数倍高まること、動物実験では、加熱濃縮した本みりんで尿中の酸化ストレスマーカーが下がったなどの報告があることから、体内での抗酸化作用も期待されています。

■おすすめな食べ方

和食の場合、使う目安は醤油1に対して本みりん1です。

醤油と本みりんを１：１で合わせたものに昆布を１枚入れて保存しておくとそのまま甘辛タレとして利用できます。
甘辛タレ１にだし２を加えると麺つゆに、酒１を加えると煮魚のタレに、酢１を加えると浅漬けの素になります。

本みりんはアルコールを14％含むので、加熱しない料理の場合は事前に火にかけて２割ほど煮切っておく必要があります。
砂糖の代わりに利用する場合、砂糖大さじ１に対してみりん大さじ１・５が目安ですが、煮切りみりんは１・２程度になります。砂糖を使わない甘酢を作るには、煮切りみりん、酢、水を１：１：１で合わせてください。

酒税がかからないみりん風調味料は、戦後登場した本みりんの安価な代用品です。原材料は砂糖、果糖ブドウ糖液などの糖類に、グルタミン酸や香料を混ぜ合わせたものなので、本みりんのような調理効果、抗酸化作用、減塩・減糖効果はありません。

本みりんは多少値段が張りますが、砂糖を使わない健康効果に比べれば安いもので

す。

ぜひ常備して、砂糖を使わない和食を楽しんでください。

6 ゴボウ

ゴボウはヨーロッパで新石器時代に作られ、中国でも13世紀末ごろまでは食用にされたという記録があるものの、現在の利用はほとんどの場合薬用目的で、ゴボウを日常の食材とするのは日本だけのようです。

■血圧が下がる理由

ゴボウは食物繊維と、カリウム、マグネシウム、亜鉛などの血圧コントロールに役立つ微量ミネラルを豊富に含みます。ゴボウ100gには5・7gの食物繊維が含まれそのうち3・4gが不溶性食物繊維、2・3gが水溶性食物繊維で、そのほとんどがイヌリンです。

イヌリンはほんのり甘い水溶性食物繊維です。

レジスタントスターチとともに腸内細菌の餌となって酪酸塩を作ることから血圧を下げる効果が期待できます。

ゴボウにはポリフェノールの一種、クロロゲン酸が豊富に含まれています。**クロロゲン酸は血管を守り、血圧を下げる効果が認められていています。**

クロロゲン酸は、ゴボウを水にさらしたときに出てくる茶褐色の成分なので、調理する際には泥を洗い落とすだけで水にさらさず、皮をむかずにすぐ調理することで効果的に摂取できます。

■健康にいい理由

２章でお伝えしたように、イヌリン摂取で増える酪酸塩には、免疫機能を維持、大腸癌を含む癌を防ぐ、糖尿病や肥満を防ぐなどの数々の健康効果があります。

また、ゴボウに多く含まれるポリフェノールのクロロゲン酸は、抗酸化・抗炎症作用があり、血圧を下げる効果以外にも、感染症予防、肥満予防、解熱作用などがあると考えられています。

■おすすめな食べ方

ゴボウの調理は面倒なイメージがありますが、多めのゴボウを一度に下処理しておくと使い勝手が良くなります。

圧力鍋を利用する場合は、鍋に入る長さに切って2㎝程度の水を入れ、3～5分間調理、火を止めて圧力が抜けるまで放置して下ごしらえ完成です。

電子レンジを利用する場合は、深さのある耐熱容器にゴボウと水を2㎝程度加え、ふんわりとラップをかけて5分間調理、10分程度放置してさら5分調理すると切りやすい硬さになります。

下処理をしたゴボウは、時短料理に最適で、冷蔵庫で3日程度保存できます。好みの大きさに切ってサラダ、酢の物、胡麻和え、焚き物などに利用してください。

薄く切って油で炒めると、ポテトフライの代わりになります。

食べきれない場合は甘酢漬けにするか、使いやすい大きさに切って冷凍してください。

黒っぽい煮汁は甘くて栄養豊富なゴボウのだしです。そのまま飲んでもおいしいですが味噌汁や煮物のだしとしても利用できます。

7　葉物野菜

■血圧が下がる理由

高血圧予防には血管を広げる能力の維持・向上がとても重要です。

血管の柔軟性は血中の一酸化窒素ガス（NO）の量に左右され、不足すると血管は硬くなり、十分にあると血管は柔軟で広がりやすくなるため、血圧上昇を予防し、脳や筋肉に酸素や栄養素を潤滑に供給できるため認知力や運動能力を向上させます。

NOは、運動などで血流量が増えると、血管内皮細胞でL－アルギニンというアミノ酸から作られるのですが、この酵素反応は、加齢や喫煙などの生活習慣で減少します。また動脈硬化などで内皮細胞に障害が起こるとNO生産量は減少、その結果血管が広がらず血圧が上がります。

従来NOはこの酵素反応のみによって作られると考えられていましたが、近年の研究から食品に含まれる硝酸塩（NO_3）や亜硝酸（NO_2）がNOに変換されて血中NO量を増やすことがわかってきました。

NO_3は、野菜、特に左の表にあるように葉物野菜に多く含まれます。

NO_3は、食べると唾液の中の微生物によってNO_2に変わります。NO_2は、食肉製品、魚肉ソーセージ、いくら、たらこの発色剤として使用されているため、体に悪いイメージがありますが、**野菜を食べて作られるNO_2は無害であるだけではなく、血圧を下げ、動脈硬化を予防する体の役に立つ物質であることが科学的に証明されています。**

100g当りの硝酸塩とビタミンCの含有量

品目	硝酸塩濃度（mg）	ビタミンC（mg）
キャベツ	100	41
小松菜	500	21
サニーレタス	200	17
サラダ菜	200	14
しゅんぎく	300	19
セロリ	200	7
ちんげん菜	500	15
白菜	100	19
ほうれん草	200	35
水菜	200	55
みつば	300	12
レタス	100	5

日本食品標準成分表（2015年、七訂）より

NO_2は、ビタミンCやポリフェノールなどの抗酸化作用のある栄養素と共に食べると、胃液の中でNOに変換されます。

作られたNOは即座に胃と十二指腸粘膜から吸収され、血中NO濃度を上昇させます。

NO_3も胃腸の中で水溶性のイオンとなって血液に移行し、一部が唾液中に分泌されてNO_2となり、大部分は腎臓を通じて尿中に排泄されます。

葉物野菜にはビタミンCとポリフェノール、さらに血管を守る葉酸、血圧

を下げるカリウムが豊富なため高血圧予防に最適な食品です。

臨床試験で血圧を下げると確認されたNO_3の最低摂取量は、1回300mgまたは1日に500mgです。

300mgは、鍋物で白菜、水菜、しゅんぎく、みつばなどを取り混ぜて食べると問題なく摂取できる量です。それ以外の1食あたりの摂取量は、小松菜のお浸し、小鉢一皿で400〜500mg、ちんげん菜一株（100g）、500mg、セロリ1茎、約200mg、トンカツやハンバーグの付け合わせのキャベツの千切り、100〜200mg程度です。

■健康にいい理由

言うまでもなく葉物野菜には体に良い栄養素が多く含まれています。季節や種類によって異なりますが、体に不可欠なビタミン類、ミネラル類が豊富な上に、抗酸化・抗炎症効果のあるポリフェノール類、カロテノイド類、フラボノイド類などが含まれています。

そのため、葉物野菜を毎日食べる人はそうでない人に比べて、2型糖尿病、循環器疾患、喉頭癌、膵臓癌、胃癌、大腸癌などのリスクが下がります。

また、白菜やキャベツを乳酸菌発酵で作る漬物は、腸内微生物を介して血糖値を下げ、インスリン抵抗性を改善し、悪玉コレステロールを下げるなどの効果が報告されています。

■おすすめな食べ方

おなじみの白菜やキャベツの硝酸塩含有量は、葉物野菜の中では低めですが、煮込みやホットサラダ、漬物として食べると生野菜の何倍もの量を食べることができます。

我が家では、キャベツで作った減塩ザワークラウトを常備しています。乳酸発酵でビタミンCが増え、乳酸菌と食物繊維の効果で腸内環境がよくなることから、高血圧予防だけではなく、感染症予防効果が期待できます。

作り方はとてもシンプルです。

キャベツを千切りにしてキャベツの重量の1％の塩を加えよく混ぜ、しんなりしてきたら、密封袋に入れ、しっかりと空気を抜いて常温で好みの酸味になるまで発酵させるだけです。

発酵が進むにつれガスが袋内に溜まるので、こまめに空気を抜くことが成功の秘訣です。

暑い時期は発酵が早いので、常温発酵は最初の1日だけであとは冷蔵庫内で発酵させてください。

発酵を早めたい場合はヨーグルトまたは刻んだ発酵漬物を加えてください。

減塩ザワークラウトは、そのまま、胡麻和え、炒めて肉料理の付け合わせ、煮込み料理など様々な用途があり、硬く絞ると前述のアーモンドパンケーキの具にもなります。

8 玉ねぎ

■血圧が下がる理由

玉ねぎは一年中購入でき、常温で保存可能で何にでも使えるとても身近な野菜です。**玉ねぎは血圧を下げる効果のあるカリウム、葉酸、ビタミンB_6、ビタミンCが豊富です。**

さらに玉ねぎには、血管を保護して血圧を下げるポリフェノール、ケルセチンが豊富に含まれています。

臨床試験では、ケルセチンの血圧を下げる作用は特に高血圧の人、メタボリックシンドロームを発症している人に効果的であると報告されています。

健常者や高齢者を含む複数の臨床試験のメタデータ解析から得られた結果では、上下の血圧をどちらも下げる摂取量は、１日に５００mg以上、期間は８週間以上でした。臨床試験は数週間という限られた期間で結果を出すために５００mgのケルセチンが

食品100ｇ当たりのケルセチン量

食品	ケルセチン（mg）
お茶	200～500
クレソン	30
ケール	23
ケッパー（瓶詰め）	173
ディル	55
パクチー	53
リンゴ	4
大根の葉	70
玉ねぎ	10～50
紫玉ねぎ	32

使われていますが、食品からの５００㎎摂取は至難の技です。ですから、ご家庭ではこれほど大量でなくても、毎日継続して摂取することから現れる効果を期待しましょう。

ケルセチンは野菜、茶、香草などに広く含まれますが、手軽に大量に摂取できる食品といえば玉ねぎが一番です。

玉ねぎのケルセチン含有量は季節や生育場所で変動し、冬場の寒冷地産が最も多く含むという報告があります。

ケルセチンを含むフラボノイド類は、植物にストレスがかかると増える性質があります。玉ねぎの場合は、ＵＶダメージから中身を守るために外側の皮に最も多く作られる、病害虫からの自己防衛のため有機農法で育てられると増える、傷ができると酸化ストレスで増える、などがわかっています。

ご家庭でケルセチンを増やす方法としてお勧めするのが、日光と酸化ストレスです。**買ってきた玉ねぎの薄皮を剝き、日光の当たるところに保存すると数日で表面が黄色く変色します。これがケルセチンが増えた証拠です。**薄切りにして日光に当てると、UVと酸化ストレスを同時に与えることができます。私はこれを「日干し玉ねぎ」と呼んでいます。水にさらさないで薄切りのまま日光に1〜2日当てた日干し玉ねぎは、ケルセチンが増え、辛みが減ります。

どうしてもシャキシャキした玉ねぎスライスが食べたい場合は、さらした水を捨てずに煮物や味噌汁にお使いください。水に溶けたケルセチンを有効に摂取できます。

剝いた玉ねぎの皮にはケルセチンが豊富です。

捨てないでまとめて洗浄し、重曹をひとつまみ入れた水で30分ほど煮出すと、煮物や味噌汁に使えるケルセチン抽出液ができます。

■健康にいい理由

玉ねぎには、ケルセチンを含む25種類以上の抗酸化作用を持つ物質が含まれています。

約1万人を対象にしたフィンランドの研究では、**ケルセチンの摂取量が多い人には喘息の発生率、心疾患での死亡率が低いこと、また男性に関しては肺癌の発症率が低いと報告しています。**

ケルセチンは抗酸化・抗炎症力があり、高血圧以外にも脂質異常症、認知症、感染症の予防効果、喘息や関節リウマチの症状軽減などの効果が期待されます。

玉ねぎには骨粗鬆症の予防効果もある報告もあります。507人の50歳以上の女性を対象とした調査で、玉ねぎを毎日食べる人は、1ヶ月に1度以下しか食べない人と比べ、骨密度が5％以上高く、多く食べる人ほど骨折のリスクが減少していたのです。

紫玉ねぎ（赤玉ねぎ）は、ケルセチンに加えてアントシアニンという赤い色素が含まれています。**アントシアニンは循環器系疾患の予防効果で知られていますが、血圧を下げる効果も報告されています。**

アメリカで約15万人の医療従事者を14年間追跡調査したところ、アントシアニンの豊富な食品をよく食べる人はほとんど食べない人より高血圧を発症率が８％低く、心疾患の発症率も低いことがわかりました。

イギリスで双子登録者の18～75歳の女性１８９８人の調査から、アントシアニンの豊富な食品を毎日食べる人は、食べない人に比べて明らかに血圧が低いことも報告されています。紫玉ねぎは辛味や臭みが少ないので生食、酢漬けに適しています。

玉ねぎが血糖値を下げるという報告もあります。

乳がん患者を対象とした調査で、玉ねぎを１００～１６０g毎日8週間食べたグループは、30～40g食べたグループに比較して顕著にインスリン抵抗性が改善されました。２型糖尿病患者を対象とした調査でも、玉ねぎを１００g食べた後、空腹時血糖値が改善されたことが観察されました。

■おすすめな食べ方

玉ねぎは和洋中、どんな料理にも使える万能野菜です。

ケルセチンなどの有効成分は水溶性なので、煮汁も美味しく食べられるスープや煮物、サラダや付け合わせに便利な甘酢漬けなどもお勧めです。

9 大麦

大麦は3世紀ごろに日本に伝わり、奈良時代には広く栽培されていた日本人には馴染みの深い穀物です。

江戸時代には夏場の水あたりの予防策として、粉にした大麦を加えて練って飲んだそうです。私の育った関西では、大麦粉は「はったい粉」と呼ばれ、お湯と砂糖を加えて練ったものをおやつに食べた記憶があります。

今でこそ日本人の主食は米ですが、農村部では大麦、粟、稗など炊飯したものが長く主食として食べられていました。

吉田内閣時代に、「貧乏人は麦を食え」という新聞の見出しが物議を醸したというエピソードもあるように、昔から「麦飯＝貧乏人の食べ物」という社会観念があったようですが、その優れた栄養価から、徳川家康や昭和天皇などの健康志向の人々が、麦飯を主食としたという記録が残っています。

■血圧が下がる理由

近年大麦を主食として食べることで、数々の生活習慣病の予防・改善になることが明らかになりました。

その大きな要因が大麦に含まれる食物繊維の量と種類です。

大麦の食物繊維の量は白米の約20倍で、しかも他の穀類に比べて水溶性食物繊維が

食品100ｇ当たりの食物繊維の量（ｇ）

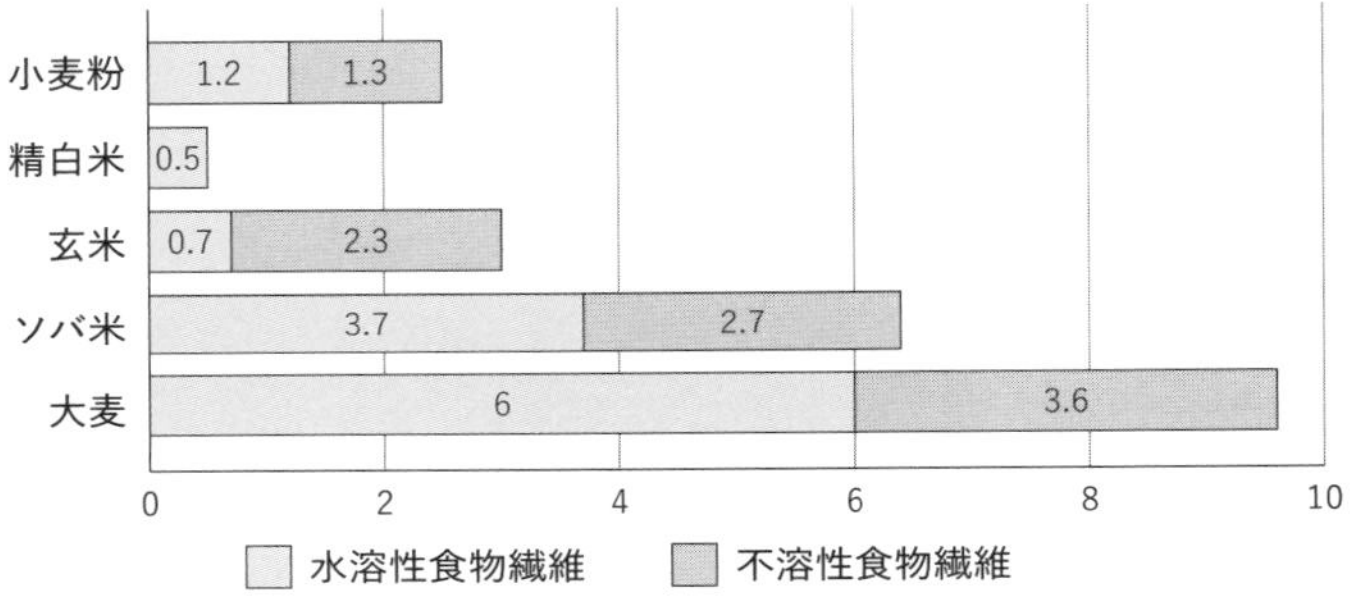

多いことが特徴的です。

上の図に示すように、水溶性食物繊維の量は、白米の12倍、玄米の8・5倍、繊維質の多いことで知られるソバ米（蕎麦の実）に比べても1・6倍含みます。

複数の臨床試験のメタデータ解析から、水溶性食物繊維を毎日約9g、7週間続けて食べると血圧が上下とも下がるという結果が報告されています。

大麦の水溶性食物繊維の大部分は、胚乳という細胞の中にあるβ-グルカンです。

β-グルカンの健康効果には、血中コレステロール値上昇抑制、血糖値上昇抑制、血圧降下、排便促進、免疫機能調節作用などがあります。

β－グルカンの血圧を下げる作用は、高血圧と診断された肥満気味の人や、インスリン抵抗性を発症している人に特に効果があるというデータがあります。

例えば、高血圧で高インスリン血症の男女18名が毎日約5・5gのβ－グルカンを6週間食べた結果、上の血圧が平均で7・5㎜Hg、下の血圧が5・5㎜Hg下がりました。

また、別の調査では、β－グルカンのインスリン抵抗性の改善は体重に関わらず全員に見られたものの、血圧を下げる効果は、肥満した人にだけに見られたと報告しています。

■健康にいい理由

水溶性食物繊維を多く含む食事は粘度が高く、胃から腸への移動速度が遅くなるため満腹感が持続します。

また高い粘度のため、ブドウ糖の吸収が阻害されて、食後高血糖が抑制されます。

さらに、消化管ホルモンの分泌にも影響して満腹感を感じやすい、朝食に大麦を食べると昼食の量が減り、昼食後の血糖値上昇が緩やかになる、などの効果が報告されています。

欧米ではオーツ麦を朝食に食べる習慣があるため、オーツ麦由来のβ－グルカンの効果を調べた論文が多いのですが、日本の研究者からは、日本人の食生活にあった大麦配合の白米で作った麦飯の健康効果が報告されています。

高コレステロール血症の男性44人が、12週間毎日主食として50％の大麦を配合したパック麦ご飯を1日に2回（β－グルカンとして7g／日）食べた結果、中性脂肪とLDL－コレステロールが下がり、内臓肥満も改善されました。

別の調査では、肥満気味の男女50人が12週間毎日主食に30％もち大麦を配合したパック麦ご飯を1日2回（β－グルカンとして2・8g／日）食べたところ、内臓肥満が改善されました。

これらの結果から、大麦を30－50％米に混ぜて食べる習慣は、メタボリックシンドロームの予防・改善に効果的だと考えられます。

■おすすめな食べ方

大麦は、加工法により丸麦、押麦、米粒麦の３種類があります。

丸麦は大麦を精白したもので、プリプリした食感が魅力です。白米に混ぜて炊くだけではなく、パスタのようにたっぷりの湯で茹でて冷蔵・冷凍しておくと、サラダやスープにも使えます。

押麦は、コメと一緒に炊きやすくするために、外側を削り、蒸して押しつぶしてあります。ビタミンＥや不飽和脂肪酸が多い胚芽を残した胚芽押麦という種類のものもあります。

米粒麦は米そっくりに加工したぱらりとした食感のものです。

大麦を炊く場合は、大麦１に対して水２を加えます。大麦は白米より多くの水を吸うので、炊飯後の量は白米より多くなります。

例えば白米2合をベースに、3割麦飯を炊くには、白米2合といつもの水加減に、大麦100gと水200㎖を加え、5割麦飯を炊くには、大麦200gと水400㎖を加えて炊いてください。

大麦を米カップで計る場合は、100gは、もち麦・米粒麦なら約2/3カップ、押麦なら1カップ弱を目安にしてください。

大麦を茹でる場合は、たっぷりの水を沸騰させ、弱火で15～20分茹で、ザルにあげて水を切り、軽くオリーブ油をまわしかけて冷蔵庫または冷凍庫で保存してください。冷凍する場合は、製氷皿を利用してキューブを作り、密封袋に保存しておくと便利です。

茹で麦の利用法は、サラダやスープの具、ご飯の代用品としてピラフや雑炊、粘性を生かしてハンバーグやロールキャベツのつなぎなど多くあります。

10 納豆

糸引納豆は日本人の発明した栄養価の高い食品です。

その起源には諸説ありますが、室町時代に近畿で作られたのが始まりのようです。

煮た大豆を一夜稲藁に包んで発酵させる糸引納豆は、古来の塩辛納豆よりも格段に早くできるため、戦乱期の武士に好まれ、関東で広まったと言われています。

納豆には整腸・抗菌作用があり、抗生物質がない時代には腹痛や下痢の治療にも使われたそうです。


関西生まれの私がはじめて納豆を食べたのは小学2年生の時です。

母が入院し、困った父が買ってきたことがきっかけでした。

入院中の母が、見舞いに来た娘2人の匂いの正体を知って大笑いしたことを今もよく覚えています。

1食分の大豆製品に含まれるイソフラボンの量（mg）

食品名	目安量	平均含有量
豆乳	100g	24.8
きなこ	大さじ1（7.5g）	20
豆腐	100g	20.3
凍り豆腐	1個（17g）	15
納豆	100g	73.5
味噌	大さじ1（18g）	9

厚生科学研究（生活安全総合研究事業）1998より

■血圧が下がる理由

畑の肉と呼ばれるほど良質のタンパク質が豊富な大豆は、日本人にはなくてはならない食材です。

大豆にはタンパク質や食物繊維の供給源としてだけではなく、血圧を下げる効果も期待されるイソフラボンという成分が含まれています。

アメリカで、高血圧者を含む60人の更年期の女性が、101mgのイソフラボンを含む25gのソイナッツ（浸水してから焼いた大豆）を8週間続けて食べた結果、全員の血圧が上下ともに有意に下がりました。

日本の研究では、味噌・納豆などの発酵性大豆製品に含まれるイソフラボンを多く摂取する人の高血圧発症リスクが低いことが報告されています。

全国６保健所管内に住む健康な40～69歳の正常血圧者、約４０００人を対象に、大豆製品の摂取量と5年後の高血圧発症の関連性を調べた結果、発酵性大豆製品と発酵性大豆製品からのイソフラボンの摂取量が多いグループでは高血圧発症リスクの低下が見られましたが、大豆製品及び大豆製品からのイソフラボンの摂取量が多いグループではリスク軽減は見られませんでした。

味噌と納豆はどちらも発酵食品ですが、味噌は麴で、納豆は納豆菌で発酵した食品です。

右の表で、**イソフラボンの1回摂取量を比べてみると納豆は味噌の8倍強です。**

さらに、納豆菌で発酵した納豆には、**さらに血圧を下げる効果のあるナットウキナーゼという酵素と、ビタミンK_2が豊富に含まれます。**

血圧が高い20～80歳の韓国人73人が、２０００ユニットのナットウキナーゼカプセル、またはプラセボカプセルを8週間摂取したところ、ナットウキナーゼのグループは、プラセボグループに比べて上の血圧が平均5・55㎜Hg、下の血圧が平均2・84㎜Hg下がりました。

ナットウキナーゼの血圧を下げる効果は、アメリカでも再確認されました。血圧の高い男性37人、女性42人を無差別にナットウキナーゼとプラセボグループに分けて観察したところ、ナットウキナーゼを8週間摂取した人は性別にかかわらず上の血圧が有意に下がり、下の血圧は男性でのみですが有意に下がりました。

この結果を受けて、納豆を食べる習慣のないアメリカでも、ナットウキナーゼの名前は知られるようになり、今ではサプリメントとして売られています。

もちろん納豆を食べる日本人は、食べてナットウキナーゼを摂取できます。臨床試験で使われた量、2000ユニットは、納豆70～100gに相当する量とされているので、市販の納豆パック（40～50g）2個に相当すると考えます。

■健康にいい理由

納豆に多く含まれるビタミンK_2には動脈の石灰化を抑制する効果があります。

動物実験では、ビタミンK_2が動脈の石灰化を半減させたという報告があります。疫学調査では、平均年齢67歳の男女合わせて5000人余りを数年間調べた結果、ビタミンK_2の摂取量が高いグループでは、低いグループと比べて動脈石灰化が低く、心臓病による死亡率も半分程度でした。

納豆の健康効果はそれだけではありません。

納豆のネバネバに含まれるγ－ポリグルタミン酸（γ－PGA）には、食後高血糖を抑制する効果が認められています。

■おすすめな食べ方

納豆には血圧を下げるだけではなく、様々な健康効果のある栄養素が含まれています。

食べる目安は、市販の納豆パック2個です。

そのままでも十分おいしい納豆ですが、これまでに紹介した食品と組み合わせると、更なる血圧効果が期待できます。

例えば、ビタミンDとビタミンK_2がともに不足すると血圧が上がることがわかっています。

そこで、「アジの納豆和え」、「納豆海鮮丼」のように、ビタミンDの豊富な旬の魚介とビタミンK_2の豊富な納豆を組み合わせるとより効果的に高血圧が予防できます。

成分表示のない納豆のタレを使うよりは、自家製の発酵漬物や日干し玉ねぎの酢漬けなどを混ぜると減塩効果、腸内環境改善効果も高まります。

シンプルな納豆ご飯も麦飯で作ると、納豆に含まれるイソフラボン、ナットウキナーゼ、ビタミンK_2、γ－ＰＧＡに、大麦のβ－グルカンと水溶性食物繊維が加わって、さらなる効果が期待できます。

おわりに

近年、世界のトップサイエンティストの間では、「老化は加齢に伴う病気」という考えが一般的になってきました。加齢は止めることはできませんが、老化という病気はもう理論上では治療可能。１００歳まで現役が当たり前の世界がすぐそこまで来ています。

残念ながら老化を治す薬はまだ開発段階ですが、老化の進行を遅らせる、細胞を若返らせる方法は明らかになってきています。**その大きな柱が本書でご紹介した減糖と生活習慣です。**

メタボリックシンドロームは老化で起こる症候群、高血圧はその一つです。高血圧という形で「見える化」した老化を抑えることができれば、メタボリックシンドロームという氷山が溶け始めます。血圧が下がるだけではなく、血糖値も下がり、血管が若返ります。大きな血管だけではなく毛細血管が若返ることから、脳心血管病のリスクが減るだけではなく、骨密度、シミやシワ、たるみなどの改善も期待できます。

逆に、降圧剤を使って食事や生活習慣を改めないと、血圧は下がっても老化は加速します。メタボリックシンドロームの症状が一つ、また一つと現れ、処方薬が増えるいっぽうで根本要因が改善されてないために脳心血管病のリスクは減りません。毛細血管が壊れて減少するので見た目の老化が進み、骨密度も下がり加齢と共に転倒や骨折のリスクも上昇します。

本書を書く上で、できるだけ専門用語を使わないことに腐心しました。

それでも普段聞くことのない酵素名や単語が飛び交って読みづらい箇所もあったと思います。専門医の皆様には「省略しすぎだぞ！」と怒られてしまうかもしれませんが、一見血圧には無関係に見える砂糖や果糖が血圧を上げること、減糖と生活習慣改善で血圧が下がることを広くご理解いただくために、科学的詳細は割愛させていただきました。

私の住むアメリカは、今も新型コロナウイルスが猛威を振るっています。理論上は防ぐことのできたパンデミックが防げなかった大きな理由は、専門家以外の人々に予備知識がなかったことです。知っていれば怖くてできないようなことの連鎖で感染は瞬く間に広がったのです。

高血圧も、知っていれば怖くてできないような生活習慣の連鎖で進行してゆきます。本書が広まって、人々の生活習慣が少しずつ改善することで「高血圧は日本人の国民病」という汚名が返上できる日が来ることを願っています。

参考文献

1. Johnson RJ, et al. The discovery of hypertension: evolving views on the role of the kidneys, and current hot topics. Am J Physiol Renal Physiol. 2015;308(3):F167 - F178.
2. Kanbay M, et al. Acute effects of salt on blood pressure are mediated by serum osmolality. J Clin Hypertens. 2018 Oct;20(10):1447-1454.
3. Miguel A. et. al. High salt intake causes leptin resistance and obesity in mice by stimulating endogenous fructose production and metabolism. PNAS Mar 2018, 115 (12) 3138-3143
4. Clive MB, et. al. Fructose ingestion acutely elevates blood pressure in healthy young humans. Am J Physiol Regul Integr Comp Physiol. 2008 Mar;294(3):R730-7.
5. Nakagawa T, et. al. A causal role for uric acid in fructose-induced metabolic syndrome. Am J Physiol Renal Physiol. 2006 Mar;290(3):F625-31.
6. Dawson J, Wyss A. Chicken or the Egg? Hyperuricemia, Insulin Resistance, and Hypertension. Hypertension. 2017 Oct;70(4):698-699.
7. MacKenzie, C.R. Gout and Hyperuricemia: an Historical Perspective. Curr Treat Options in Rheum 1, 119–130 (2015).
8. Rivard C et. al. Sack and sugar, and the aetiology of gout in England between 1650 and 1900. Rheumatology (Oxford). 2013 Mar;52(3):421-6.
9. Osler W. Gout. The principles and practice of medicine 2nd ed. New York: Appleton, 1893:287–95
10. Park TJ, et al. Fructose-driven glycolysis supports anoxia resistance in the naked mole-rat. Science. 2017;356(6335):307-311.
11. Brosh S, et al. Effects of fructose on synthesis and degradation of purine nucleotides in isolated rat hepatocytes. Biochim Biophys Acta. 1982;717(3):459-464.
12. Watanabe S. et. al. Uric acid, hominoid evolution, and the pathogenesis of salt-sensitivity. Hypertension. 2002 Sep;40(3):355-60.
13. Rodriguez-Iturbe B. et. al. The role of autoimmune reactivity induced by heat shock protein 70 in the pathogenesis of essential hypertension. Br J Pharmacol. 2019 Jun;176(12):1829-1838.
14. Lanaspa MA, et al. Opposing activity changes in AMP deaminase and AMP-activated protein kinase in the hibernating ground squirrel. PLoS One. 2015;10(4):e0123509.
15. Soletsky B & Feig DI. Uric Acid Reduction Rectifies Prehypertension in Obese Adolescents. Hypertension. 2012;60:1148–1156
16. Jayalath VH, et al. Sugar-sweetened beverage consumption and incident hypertension: a systematic review and meta-analysis of prospective cohorts. Am J Clin Nutr. 2015;102(4):914-921.

17. Jang C, et al. The Small Intestine Converts Dietary Fructose into Glucose and Organic Acids. Cell Metab. 2018;27(2):351–361.e3.
18. Komnenov D, et al. Hypertension Associated with Fructose and High Salt: Renal and Sympathetic Mechanisms. Nutrients. 2019 Mar 7;11(3)
19. Nielsen SJ, Popkin BM. Changes in beverage intake between 1977 and 2001. American journal of preventive medicine. 2004 Oct 1;27(3):205-10.
20. Wang YC, et al. Increasing caloric contribution from sugar-sweetened beverages and 100% fruit juices among US children and adolescents, 1988–2004. Pediatrics. 2008 Jun 1;121(6):e1604-14.
21. National Cancer Institute. Sources of Calories from Added Sugars among the US population, 2005-2006. Risk Factor Monitoring and Methods Branch Web site. Applied Research Program. Mean intake of added sugars & percentage contribution of various foods among US population. http://riskfactor.cancer.gov/diet/foodsources/added_sugars/.
22. Ogden CL, et al. Consumption of sugar drinks in the United States, 2005-2008. NCHS Data Brief. 2011;(71):1-8.
23. Baldwin W, et al. Hyperuricemia as a mediator of the proinflammatory endocrine imbalance in the adipose tissue in a murine model of the metabolic syndrome. Diabetes 2011;60:1258–69.
24. Lanaspa MA, et al. Uric acid induces hepatic steatosis by generation of mitochondrial oxidative stress: Potential role in fructose-dependent and -independent fatty liver. J Biol Chem 2012;287:40732–44.
25. Johnson RJ, et al. Umami: The Taste That Drives Purine Intake. J Rheumatology November 2013, 40 (11) 1794-1796
26. Mazzali M, et al. Elevated uric acid increases blood pressure in the rat by a novel crystal-independent mechanism. Hypertension 2001 Nov;38(5):1101-6.
27. Landsberg L. Insulin and the sympathetic nervous system in the pathophysiology of hypertension. *Blood Press Suppl*. 1996;1:25 - 29.
28. Ozgur CE, et al. Multilayered Interplay Between Fructose and Salt in Development of Hypertension. 2019 Feb;73(2):265-272.
29. Johnson RJ, et al. Fructose Metabolism as a Common Evolutionary Pathway of Survival Associated With Climate Change, Food Shortage and Droughts. J Intern Med 2020 Mar;287(3):252-262.
30. United States Department of Agriculture, Economic Research Service. (2012). USDA Sugar Supply: Tables 51-53: US Consumption of Caloric Sweeteners. https://health.gov/sites/default/files/2019-10/DGA_Cut-Down-On-Added-Sugars.pdf

31. Graudal NA, et al. Effects of Sodium Restriction on Blood Pressure, Renin, Aldosterone, Catecholamines, Cholesterols, and Triglyceride: A Meta-analysis. JAMA. 1998;279(17):1383–1391.
32. Chou PS, et al. Effect of Advanced Glycation End Products on the Progression of Alzheimer's Disease. J Alzheimers Dis. 2019;72(1):191-197. doi:10.3233/JAD-190639
33. Dills WL Jr. Protein fructosylation: fructose and the Maillard reaction. Am J Clin Nutr. 1993;58(5 Suppl):779S-787S.
34. Kearns CE, et al. Sugar Industry and Coronary Heart Disease Research: A Historical Analysis of Internal Industry Documents. JAMA Intern Med. 2016;176(11):1680–1685.
35. Cham S, et al. Mood, Personality, and Behavior Changes During Treatment with Statins: A Case Series. Drug Saf Case Rep. 2016;3(1):1.
36. Wink DA, Paolocci N. Mother was right: eat your vegetables and do not spit! When oral nitrate helps with high blood pressure. Hypertension. 2008;51(3):617-619.
37. Chaix A, et al. Time-Restricted Eating to Prevent and Manage Chronic Metabolic Diseases. Annu Rev Nutr. 2019;39:291-315.
38. Bazinet RP, Chu MW. Omega-6 polyunsaturated fatty acids: is a broad cholesterol-lowering health claim appropriate?. CMAJ. 2014;186(6):434-439.
39. de la Monte SM, Wands JR. Alzheimer's disease is type 3 diabetes-evidence reviewed. J Diabetes Sci Technol. 2008;2(6):1101-1113.
40. Furman D, et al. Chronic inflammation in the etiology of disease across the life span. Nat Med. 2019;25(12):1822-1832.
41. Chassaing B, et al. Dietary emulsifiers directly alter human microbiota composition and gene expression ex vivo potentiating intestinal inflammation. Gut. 2017;66(8):1414-1427.
42. 図説江戸時代食生活辞典、風物史学会（編集）雄山閣出版株式会社、東京1978年発行
43. Shoaib M, et al. Inulin: Properties, health benefits and food applications. Carbohydr Polym. 2016;147:444-454.
44. Baxter NT, et al. Dynamics of Human Gut Microbiota and Short-Chain Fatty Acids in Response to Dietary Interventions with Three Fermentable Fibers. mBio. 2019;10(1):e02566-18.
45. Mach N, Fuster-Botella D. Endurance exercise and gut microbiota: A review. J Sport Health Sci. 2017;6(2):179-197.
46. Dunstan DW, Owen N. New Exercise Prescription: Don't Just Sit There: Stand Up and Move More, More Often: Comment on "Sitting Time and All-Cause Mortality Risk in 222 497 Australian Adults". Arch Intern Med. 2012;172(6):500–501.

47. Grifoni A, et al. Targets of T Cell Responses to SARS-CoV-2 Coronavirus in Humans with COVID-19 Disease and Unexposed Individuals. Cell. 2020;181(7):1489-1501.e15.
48. Johnson RJ, et al. Umami: the taste that drives purine intake. J Rheumatol. 2013;40(11):1794-1796.
49. Diaz KM, et al. Patterns of Sedentary Behavior and Mortality in U.S. Middle-Aged and Older Adults: A National Cohort Study. Ann Intern Med. 2017;167(7):465-475.
50. Dunstan DW, et al. Television viewing time and mortality: the Australian Diabetes, Obesity and Lifestyle Study (AusDiab). Circulation. 2010;121(3):384-391.
51. Veerman JL, et al. Television viewing time and reduced life expectancy: a life table analysis [published correction appears in Br J Sports Med. 2012 Dec;46(16):1144]. Br J Sports Med. 2012;46(13):927-930.
52. Larsen RN, et al. Breaking up prolonged sitting reduces resting blood pressure in overweight/obese adults. Nutr Metab Cardiovasc Dis. 2014;24(9):976-982.
53. Dempsey PC, et al. Interrupting prolonged sitting with brief bouts of light walking or simple resistance activities reduces resting blood pressure and plasma noradrenaline in type 2 diabetes. J Hypertens. 2016;34(12):2376-2382.
54. Hopkins BD, et al. Suppression of insulin feedback enhances the efficacy of PI3K inhibitors. Nature. 2018;560(7719):499-503.
55. Dhar D, Mohanty A. Gut microbiota and Covid-19- possible link and implications. Virus Res. 2020;285:198018.
56. Ishihara J, et al. Intake of folate, vitamin B6 and vitamin B12 and the risk of CHD: the Japan Public Health Center-Based Prospective Study Cohort I. J Am Coll Nutr. 2008;27(1):127-136.
57. Fulgoni VL 3rd, et al. Avocado consumption is associated with better diet quality and nutrient intake, and lower metabolic syndrome risk in US adults: results from the National Health and Nutrition Examination Survey (NHANES) 2001-2008. Nutr J. 2013;12:1. Published 2013 Jan 2.
58. Li Z, et al.The effect of almonds consumption on blood pressure: A systematic review and dose-response meta-analysis of randomized control trials. J King Saud Uni. 2020; 32(2) 1757-1763
59. Jenkins DJ, et al. Almonds decrease postprandial glycemia, insulinemia, and oxidative damage in healthy individuals. J Nutr. 2006;136(12):2987-2992.
60. 廣井勝, エゴマの成分と利用, 特産種苗 2009, (5), 34-39.
61. Goyal A, et al. Flax and flaxseed oil: an ancient medicine & modern functional food. J Food Sci Technol. 2014;51(9):1633-1653.
62. Kurotani K, et al. Plant oils were associated with low prevalence of impaired glucose metabolism in Japanese workers. PLoS One. 2013;8(5):e64758.

63. Nordmann AJ, et al. Effects of low–carbohydrate vs low–fat diets on weight loss and cardiovascular risk factors: a meta–analysis of randomized controlled trials. Arch Intern Med 2006; 166: 285–93.
64. Shai I, et al. Weight loss with a low–carbohydrate, Mediterranean, or low–fat diet. N Engl J Med 2008; 359: 229–41.
65. Paschos GK,et al. Dietary supplementation with flaxseed oil lowers blood pressure in dyslipidaemic patients. Eur J Clin Nutr. 2007;61(10):1201-1206.
66. Kawabe T, Morita H. Mirin (1). Brew So Japan. 93(10), 799-806, 1998
67. Zhao Y, et al. Antihypertensive effects and mechanisms of chlorogenic acids. Hypertens Res. 2012;35(4):370-374.
68. Gomez-Arango LF, et al. Increased Systolic and Diastolic Blood Pressure Is Associated With Altered Gut Microbiota Composition and Butyrate Production in Early Pregnancy. Hypertension. 2016;68(4):974-981.
69. Yang T, Magee KL, et al. Impaired butyrate absorption in the proximal colon, low serum butyrate and diminished central effects of butyrate on blood pressure in spontaneously hypertensive rats. Acta Physiol (Oxf). 2019;226(2):e13256.
70. Bonilla Ocampo DA, et al. Dietary Nitrate from Beetroot Juice for Hypertension: A Systematic Review. Biomolecules. 2018;8(4):134.
71. Matheson EM, et al. The association between onion consumption and bone density in perimenopausal and postmenopausal non-Hispanic white women 50 years and older. Menopause. 2009;16(4):756-759.
72. Marunaka Y, et al. Actions of Quercetin, a Polyphenol, on Blood Pressure. Molecules. 2017;22(2):209.
73. Jafarpour-Sadegh F, et al. Consumption of Fresh Yellow Onion Ameliorates Hyperglycemia and Insulin Resistance in Breast Cancer Patients During Doxorubicin-Based Chemotherapy: A Randomized Controlled Clinical Trial. Integr Cancer Ther. 2017;16(3):276-289.
74. Maki KC, et al. Effects of consuming foods containing oat beta-glucan on blood pressure, carbohydrate metabolism and biomarkers of oxidative stress in men and women with elevated blood pressure. Eur J Clin Nutr. 2007;61(6):786-795.
75. Khan K, et al. The effect of viscous soluble fiber on blood pressure: A systematic review and meta-analysis of randomized controlled trials. Nutr Metab Cardiovasc Dis. 2018;28(1):3-13.
76. Shimizu C, et al. Effect of high beta-glucan barley on serum cholesterol concentrations and visceral fat area in Japanese men--a randomized, double-blinded, placebo-controlled trial. Plant Foods Hum Nutr. 2008;63(1):21-25.
77. 松岡翼, et al.（2014）, 大麦食が過体重日本人男女のメタボリックシンドローム関連指標に及ぼす影響, ルミナコイド研究, 18, 1825-1833

78. van Ballegooijen AJ, et al. Joint Association of Low Vitamin D and Vitamin K Status With Blood Pressure and Hypertension. Hypertension. 2017;69(6):1165-1172.
79. Kim JY, et al. Effects of nattokinase on blood pressure: a randomized, controlled trial. Hypertens Res. 2008;31(8):1583-1588.
80. Jensen GS, et al. Consumption of nattokinase is associated with reduced blood pressure and von Willebrand factor, a cardiovascular risk marker: results from a randomized, double-blind, placebo-controlled, multicenter North American clinical trial. Integr Blood Press Control. 2016;9:95-104. Published 2016 Oct 13.
81. Geleijnse JM, et al. Dietary intake of menaquinone is associated with a reduced risk of coronary heart disease: the Rotterdam Study. J Nutr. 2004;134(11):3100-3105.
82. Araki R, et al. The Possibility of Suppression of Increased Postprandial Blood Glucose Levels by Gamma-Polyglutamic Acid-Rich Natto in the Early Phase after Eating: A Randomized Crossover Pilot Study. Nutrients. 2020;12(4):915.
83. Nozue M, et al. Fermented Soy Product Intake Is Inversely Associated with the Development of High Blood Pressure: The Japan Public Health Center-Based Prospective Study. J Nutr. 2017;147(9):1749-1756.

■プロフィール

有馬佳代（ありま・かよ）

Ph D.（遺伝学・栄養学博士）、管理栄養士

徳島大学医学部栄養学科卒業。米国アリゾナ大学大学院博士課程終了。カリフォルニア大学アーバイン校およびサンディエゴ校での研究活動を経て、ヘルスコンサルティング会社Kayo Dietをカリフォルニア州サンディエゴ市で設立。アメリカでは栄養指導、料理指導、講演・ワークショップ活動を、日本では栄養環境コーディネーター認定講座（https://eiyou.aato-style.com）を考案、代表講師を務めながらオンラインでの栄養指導も行っている。

公式サイト　https://kayodiet.com

減塩より減糖　人生を変える！血圧の新常識

2021年１月22日　初版第１刷発行
2021年２月25日　初版第２刷発行

著　　　者　　有馬佳代

カバーデザイン　小口翔平＋奈良岡菜摘（tobufune）
D　T　P　　有限会社 中央制作社
編　　　集　　三田智朗

発　行　者　伊藤　滋
発　行　所　株式会社 自由国民社
〒171-0033 東京都豊島区高田3丁目10番11号
電話 03-6233-0781（営業部）　03-6233-0786（編集部）
https://www.jiyu.co.jp/
印　刷　所　大日本印刷株式会社
製　本　所　新風製本株式会社
 ISBN 978-4-426-12679-7